DOCUMENTS

POUR SERVIR A L'HISTOIRE MÉDICALE

DES

POSSÉDÉES DE LOUDUN

PAR

Le Dr Gabriel LEGUÉ

PARIS

ADRIEN DELAHAYE, LIBRAIRE-EDITEUR

PLACE DE L'ECOLE-DE-MÉDECINE

1874

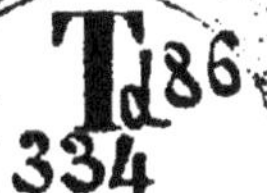

DOCUMENTS

POUR SERVIR A L'HISTOIRE MÉDICALE

DES

POSSÉDÉES DE LOUDUN

PAR

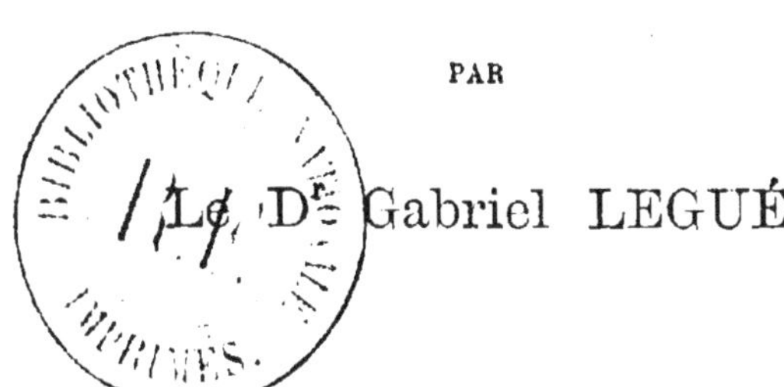

Le Dr Gabriel LEGUÉ

PARIS

ADRIEN DELAHAYE, LIBRAIRE-EDITEUR
PLACE DE L'ÉCOLE-DE-MÉDECINE.

1874

INTRODUCTION.

Dans tous les temps, le Démon a eu un immense empire sur les esprits maladifs et enclins au merveilleux. De là d'effroyables maux et des persécutions plus effroyables encore. On frémit quand on songe aux innombrables bûchers qui servirent à éclairer le moyen âge, cette sombre époque du désespoir et de l'ignorance. En effet, la plupart de ces épouvantables épidémies qui désolèrent l'Europe dans ces temps de misère profonde furent rangées, dès leur apparition, au nombre des œuvres de Satan. Le médecin, incapable d'apporter aucun soulagement à tant de maux, dut céder la place au prêtre armé d'un pouvoir tout-puissant. Le clergé se chargea donc de traiter ces maladies filles du Roi des Ténèbres. Innocent III fulmina contre les médecins une ordonnance qui leur défendait, sous peine d'excommunication, d'entreprendre le traitement d'aucune maladie avant d'avoir fait appeler un ecclésiastique (1). L'immixtion de l'Eglise, il faut l'avouer, fut accueillie comme un bienfait. Dans ces temps de foi et de croyances, celui qui, au nom de l'Eglise, chassait les maladies et faisait

(1) Vincent de Beauvais. Speculum Doctrinæ, lib. XII, c. II.

reculer la mort, ne devait-il pas exercer une irrésistible influence sur l'imagination des peuples?

Tous, prêtres, savants, fanatiques et indifférents, victimes et bourreaux, croyaient au démon, et Ambroise Paré pouvait dire naïvement « que les sorciers ne peuvent guarir les maladies naturelles ni les médecins les maladies venues par sortilèges. »

Mais, si, avec la Renaissance, les bûchers ne disparaissent pas, l'esprit du moins se repose en pensant que des hommes courageux et savants vont prendre la défense des sorciers et des possédés. « L'apôtre de la tolérance, dit M. Michelet, Chatillon, qui soutint contre les catholiques et les protestants à la fois qu'on ne devait point brûler les hérétiques sans parler des sorciers, mit les esprits dans une meilleure direction. » Agrippa, Paracelse et surtout Jean de Wier, dont M. le professeur Axenfeld (1) a si éloquemment mis en lumière la grande figure, osèrent, les premiers, soutenir qu'on avait affaire à des malades, qu'il fallait les prendre au diable, dont ils étaient le jouet, les guérir, et non les brûler.

En 1525, Jacques Horstius écrivait : « Voulez-vous savoir ceux sur qui Satan exerce sa rage? D'abord sur les hommes religieux; beaucoup plus rarement sur les impies. Il veut ainsi châtier les uns et procurer aux autres l'honneur du martyre, afin que Dieu éprouve leur foi et leur fermeté. » Mais il ajoute ce détail, qui a une immense portée pour le médecin.

« Quant aux tempéraments, le diable attaque de préférence les complexions mélancoliques et timides, qu'il sait plus capables de céder à ses prestiges et à ses ma-

(1) Jean de Wier et les sorciers. Conférences historiques faites à la Faculté de médecine de Paris pendant l'année 1865. In-8, p. 383.

nœuvres effrayantes. Il s'en prend moins souvent aux constitutions sanguines, qui annoncent un cœur ferme et un esprit intrépide, de même qu'aux tempéraments bilieux, qui s'effraient difficilement. » (*Jacobi Horstii de aureo dente.*)

Peu à peu, avec les progrès de la science, Satan commence à disparaître de la scène du monde. C'est alors qu'il élit domicile dans les couvents. Là, en effet, est son grand refuge, et il y trouve un terrain préparé d'avance par les doctrines du mysticisme, qui s'étalent au grand jour en plein XVIIe siècle.

Coup sur coup on voit apparaître trois de ces grandes épidémies d'hystéro-démonopathie. A la Sainte-Baume avec le curé Gauffridi ; à Loudun avec Urbain Grandier ; à Louviers avec Picard et Boullé. Puis, comme il fallait aussi à notre siècle son épidémie, nous retrouverons un beau jour Satan au fond de la Savoie, dans un village appelé Morzine.

Partout la maladie est la même ; partout les mêmes symptômes. Mais le langage de Satan change suivant les habitudes et les passions des pays où il règne ; c'est un énergumène avec les vierges de Provence, un satyre avec celles de Loudun, un halluciné et un idiot avec celles de Louviers, enfin, il est pudibond et réservé avec les filles de la Savoie.

La grande analogie de toutes ces affections nous a frappé. C'est ce qui nous a encouragé à traiter dans ce travail l'épidémie de Loudun, qui eut un si grand retentissement au XVIIe siècle. Le nom de la victime est devenu sympathique, probablement à cause de l'horreur qu'inspirait le nom du bourreau. Personne ne s'y trompa, derrière le juge inique et prévaricateur, on sentit une main puissante et implacable.

Nous avouerons que notre inexpérience s'est souvent heurtée à de grandes difficultés, et que, bien souvent, nous nous sommes laissé aller au découragement. C'est que nous comprenions qu'il fallait une plume autrement exercée que la nôtre pour entreprendre un pareil travail.

—

DOCUMENTS

POUR SERVIR A L'HISTOIRE MÉDICALE

DES

POSSÉDÉES DE LOUDUN

Tantum Relligio possit suadere malorum !

(LUCRÈCE. De natura rerum.)

Dans l'année 1626, il s'établit à Loudun, ville importante du Poitou, une communauté de religieuses Ursulines. Cet ordre, introduit en France depuis peu d'années, subit le sort commun à toutes les institutions de nouvelle fondation, ses débuts furent difficiles. « Les Religieuses de Loudun (1), dit M. Michelet, étaient un petit couvent de demoiselles nobles et pauvres : pauvre couvent lui-même. » Réduites tout d'abord à prendre à loyer une maison vaste, il est vrai, mais de pauvre apparence que le sieur Moussaut du Fresne mit à leur disposition, elles en firent un pensionnat destiné à l'éducation des jeunes filles de la ville.

La supérieure, Madame de Belciel, fille du baron de

(1) Michelet. La Sorcière. Paris, 1862.

Cose en Saintonge et parente de Laubardemont intendant des provinces du Maine, d'Anjou et de Touraine, avait l'ambition d'élever son couvent, de l'enrichir et surtout de lui donner un grand renom. Elle sut donc réunir autour d'elle les filles les mieux apparentées, capables à défaut d'instruction de jeter par leur naissance un certain lustre sur la communauté.

C'étaient : Madame Claire de Sazilly (en religion sœur Claire de Saint-Jean), parente du cardinal de Richelieu;

Les deux dames de Barbeziers de l'illustre maison de Nogeret (en religion, Louise de Jésus et Jeanne de la Présentation) ;

Madame de la Motte, fille du marquis de la Motte-Baracé, en Anjou (en religion, sœur Agnès de Saint-Jean) ;

Les deux dames d'Escoubleau de Sourdis de la même famille que l'archevêque de Bordeaux (en religion, sœur Anne et sœur Jeanne du Saint-Esprit).

Une seule roturière, sœur Séraphique Archer faisait ombre parmi tous ces grands noms. Outre ces huit religieuses on en comptait deux autres dont les noms de famille sont restés inconnus ; c'étaient les sœurs Elisabeth de la Croix, Monique de Sainte-Marthe (probablement de la même famille que l'illustre Scévole de Sainte-Marthe); plusieurs sœurs laïques parmi lesquelles la sœur Marthe, et la fille d'un des habitants les plus considérés de la ville, le sieur du Magnoux.

Avec de tels éléments le couvent ne pouvait que prospérer. Tous, en effet, tinrent à honneur d'y envoyer leurs filles. Le bourgeois, vaniteux de son naturel n'était pas fâché de faire prendre à ses filles le bon ton et les grandes manières des gens de qualité.

Dès lors le succès fut assuré et la maison des Ursulines prit rapidement une grande extension.

A toute maison religieuse il faut un directeur de conscience ; les Ursulines se soumirent à la règle commune et firent choix du frère de leur propriétaire, le prieur Moussaut.

Il le fut peu de temps, car la mort vint le leur enlever.

Il y avait à cette époque, à Loudun, un jeune curé qui, par ses bonnes grâces, son exquise politesse, et son éloquence surtout, avait su gagner les sympathies de toute la population féminine.

Né à Bouère (1), près Sablé, dans le diocèse du Mans, Grandier fut envoyé de bonne heure au collége de Bordeaux chez les PP. Jésuites. Il y fit d'excellentes études, et ses maîtres, remarquant en lui les dons les plus heureux, le prirent en affection et le pourvurent de la cure de Saint-Pierre-du-Marché à Loudun, ainsi que d'une prébende dans le chapitre de l'église collégiale de Sainte-Croix.

La ville de Loudun, à cette époque, avait une population extrêmement divisée ; d'un côté les protestants, de l'autre les catholiques (magistrats, moines, nobles et manants).

« Le moine surtout, dit M. Michelet (1), tenait alors le haut du pavé contre les protestants, confessait les dames catholiques » et faisait fonction de missionnaire-convertisseur dans une ville où il y avait tant à convertir.

Le choix d'un étranger à la cure de Saint-Pierre mit en émoi la Loudun catholique. Les moines qui ne

(1) Aujourd'hui bourg important de l'arrondissement de Château-Gontier (Mayenne).

(2) La Sorcière.

devaient leur réputation qu'à leurs sermons virent d'un mauvais œil ce concurrent redoutable.

« En peu de temps il sut brouiller à fond la petite ville, ayant les femmes pour lui, les hommes contre, du moins presque tous. Il criblait de ses sarcasmes les capucins et les récollets, déblatérait en chaire contre les moines en général. On s'étouffait à ses sermons. » (Michelet. La Sorcière.)

Doué d'un extérieur séduisant, savant et lettré (1), Grandier, avec tant d'heureuses qualités, était dominé par les passions les plus violentes. Galant, trop galant même avec les femmes, il ne sut pas garder la réserve que devait lui inspirer son ministère. Ses ennemis ne lui pardonnèrent jamais ses bonnes fortunes.

Autant ses amis trouvaient en lui un commerce doux et facile, autant les ennemis qu'il s'attirait par ses sarcasmes et sa hauteur le trouvaient violent et impitoyable.

Il serait trop long d'énumérer ici le nombre de procès qu'il eut à soutenir. Il n'entre pas dans le cadre de ce travail d'insister longuement sur des faits trop connus pour qu'il soit besoin de les rappeler ici.

Nous dirons seulement qu'une plainte portée contre lui par ses ennemis à l'official de Poitiers, le fit condamner le 3 janvier 1629 par son évêque à jeûner au pain et à l'eau tous les vendredis pendant trois mois, interdire *a divinis* pendant cinq ans et pour toujours dans la ville de Loudun.

Grandier appela de cette sentence auprès de l'archevêque de Bordeaux, Escoubleau de Sourdis. « Ce prélat

(1) On a de lui l'oraison funèbre de Scévole de Sainte-Marthe.

belliqueux, amiral et brave marin autant et plus que prêtre ne fit que hausser les épaules au récit des peccadilles du curé de Saint-Pierre. » Une sentence d'absolution prononcée le 22 novembre 1631, l'innocenta complètement des faits qu'on lui reprochait.

Parmi ceux qui mirent le plus d'acharnement à calomnier le curé de Loudun, près de son évêque, nous ne pouvons omettre de citer le chanoine Jehan Mignon dont le nom reparaîtra si souvent dans le cours de ce travail.

On peut maintenant s'expliquer comment le nom de Grandier qui était dans toutes les bouches et dans bien des cœurs, franchit les grilles du couvent des Ursulines. L'imagination des démoniaques, dit M. Calmeil, était remplie de la peinture du brillant prédicateur, du prêtre qu'il fallait fuir sous peine de subir la plus dangereuse fascination. Les malheureuses hallucinées n'eurent plus sous les yeux d'autre image que celle de Grandier. Cependant, de l'aveu même de ses ennemis, le curé n'était jamais allé rendre visite aux religieuses. On dit qu'à la mort du prieur Moussaut, il sollicita d'être le directeur du couvent. Mais ce fait n'a pu être prouvé. Ce fut Jean Mignon, chanoine de l'église collégiale de Sainte-Croix, que la supérieure choisit pour confesser les religieuses. Peu de temps après elle se plaignit de visions et de spectres qui venaient la tourmenter pendant la nuit. Elle fit part de ces hallucinations à ses compagnes qui, à leur tour, « sentirent toutes plusieurs fois de jour et de nuict sur soy des touchements de personnes invisibles et se trouvèrent cent fois dans l'horreur de ces visions espouvantables. »

Mignon, loin de chercher à les calmer, ne fit au contraire que les entretenir dans ces idées et prononça même le mot de possession. Par ses soins, la crainte des esprits fit bientôt place à celle des démons. Il fit d'abord quelques exorcismes en secret, puis bientôt s'adjoignit un autre fanatique du nom de Barré, curé de Saint-Jacques de Chinon. Alors commencèrent en grand les exorcismes, ce qui, comme on doit le penser, produisit les résultats les plus déplorables. C'était un moyen infaillible d'augmenter les crises. « Et ne voyez-vous pas, disait plus tard à Barré le cardinal de Lyon, que « quand même ces filles ne seraient pas effectivement « possédées, elles croiraient l'être sur votre parole, « tant à cause de leur mélancolie qu'à cause de la bonne « opinion qu'elles ont de vous. » Paroles profondes et bien vraies que les exorcistes, dans leur zèle et leur haine aveugle pour Grandier, feignirent de ne pas comprendre.

Quelques capucins et quelques carmes furent aussi invités à seconder Barré et Mignon. Le 3 octobre 1631, commença l'interrogatoire en présence d'Eusèbe de Saint-Michel, de Pierre-Thomas de Saint-Charles et de quelques autres. Procès-verbal en fut dressé.

« Au nom de la saincte et suradmirable trinité Père, Fils et Saint-Esprit, nous soubsignez étant assemblés dans le monastère des dites religieuses sur leur mandement et à leurs prières, elles nous ont fait entendre que, dès la nuict des 21 et 22 septembre dernier, elles auroient été obsédées jusques à ce jour, troisième de ce mois, des malings esprits l'un desquels apparut la nuict depuis une heure jusques à quatre à sœur Marthe en forme d'un homme ecclésiastique revestu d'un grand manteau et soutane, tenant un livre couvert de parchemin blanc en la main et luy tenant ouvert luy montra deux images et après lui avoir tenu plusieurs discours sur le dit livre la voulut forcer de le prendre. Ce que refusant disant que jamais elle ne recevrait de livres que de sa supérieure, le dict spectre se teut et demeura quelque temps pleurant au pied de son lict. Enfin la dicte fille espouvantée et le dict spectre lui commençant à dire qu'il estait en grande peine, qu'il ne pouvoit prier Dieu et qu'elle priast Dieu pour luy ; icelle présumant que ce fust l'âme peut-être de quelqu'un en purgatoire, dit qu'elle en avertiroit sa supérieure et cependant ne pouvant plus supporter la présence du dict spectre, elle appelle une fille pensionnaire qui estoit en un aultre lict proche du sien ; se lèvent toutes deux et en même temps elle ne voict plus rien sinon qu'estans à genoux une heure durant elles entendirent une voix de leur côté se plaignant.

En oultre elles nous ont dict que tout le reste du dict mois, il ne s'étoit passé aucune nuit qu'elles n'eussent reçeu de grands troubles, ravages et terreurs et mesme sans rien voir elles entendoient les unes ou les aultres, recevoient des coups de poings, les aultres des soufflets, les aultres se sentoient excitées à des rires immodérés et involontaires.

Signé : Barré, Mignon, Eusède de Saint-Michel, Pierre-Thomas de Saint-Charles. »

Le 5 octobre, un nouvel exorcisme eut lieu. Mais les démons, car depuis ces pratiques ils avaient élu domicile dans le corps des religieuses, ne voulurent pas répondre en latin aux questions qu'on leur adressait dans cette langue suivant le rituel catholique. Cependant dans l'exorcisme fait sur la Mère prieure, le démon dit trois fois en la violentant « Sacerdos, » et le répéta lors de la prononciation des mots qui sont dans l'exorcisme.

Enfin le troisième exorcisme finit par faire déclarer une attaque convulsive chez la supérieure, car « agitée grandement, privée de sens et de raison, le diable commandé de dire son nom respondit par deux fois, ennemy de Dieu. » Ensuite, ordre fut donné à ce diable de la laisser en repos, « ce qu'il fit après beaucoup de « violences, vexations, hurlements, grincements de « dents, dont il y en eut deux de derrière cassées. »

Le lendemain, 6 octobre, sœur Claire de Sazilli fut exorcisée ; elle riait continuellement et répondit quand on lui demanda le nom du diable qui la possédoit, qu'il s'appeloit Zabulon.

« Le soir, les convulsions et vexations étoient si « grandes et si fréquentes qu'elles sembloient conti- « nuer et redoublaient quand les religieuses chantoient « dans la chambre le Salve regina et aultre office de la « Sainte-Vierge (1). »

Le samedy 10 octobre 1632, à deux heures du matin, il se fait un grand bruit sur l'escalier du couvent et elles entendent distinctement prononcer ces mots : Chat, chat.

Jusqu'au 20 novembre, le couvent jouit d'une tranquillité relative. Mais à partir de ce jour, la plupart des religieuses se trouvèrent inquiétées et infestées des malins esprits. Dès cette époque la mère supérieure possédait cinq démons « qui faisoient dans tout son corps un grand vacarme. »

Tous les exorcismes faits jusqu'à ce jour dans le couvent n'avaient pas peu contribué à augmenter le nombre des crises. Barré et Mignon jugèrent opportun de prévenir les Magistrats de ce qui se passait. Ils dépu-

(1) Mercure françois, t. XX.

tèrent donc Granger, curé de Veniers, vers Guillaume Cerisay de la Guérinière, bailli du Loudunois pour le prier de se transporter au couvent et d'y voir quelques religieuses possédées du malin esprit.

Le bailli accompagné de Louis Chauvet, lieutenant civil, de son greffier et de plusieurs autres officiers au bailliage s'y rendit en effet, et dressa un procès-verbal de tout ce qui se passa sous ses yeux.

C'est d'après ces procès-verbaux, qui sont publiés aujourd'hui pour la première fois, que nous espérons mettre sous un jour nouveau l'histoire de cette posses-session qui passionna le XVIIe siècle. Dans toute cette volumineuse procédure qui se trouve à la Bibliothèque nationale, on a enlevé avec soin ce qui pouvait être nuisible à la croyance de ces phénomènes bizarres et extraordinaires, que la science médicale de l'époque était absolument incapable d'expliquer. Mais pour ne pas entraver la partie historique de ce travail, nous nous bornerons à indiquer très-succinctement ce qui se passa, nous proposant d'analyser dans la partie médicale les pièces dont nous donnons scrupuleusement le texte.

Donc dans tous les exorcismes qui se firent en présence du bailli, le nom du curé de Saint-Pierre revint constamment. Toutes les religieuses d'un commun accord l'accusèrent de les avoir ensorcelées. Sous le poids d'une accusation aussi monstrueuse, Grandier adresse immédiatement sa requête au bailli. Celui-ci homme d'un grand sens et d'un jugement droit avait pu apprécier la valeur de ces accusations, il demanda le séquestre et menaça Barré et Mignon de diverses peines et amendes s'ils continuaient en secret leurs exorcismes.

Mais c'était mal connaître les deux exorcistes que de croire qu'ils se soumettraient si facilement aux ordres du premier magistrat de la cité. Ils répondirent nettement au bailli qu'ils ne reconnaissaient pas sa compétence en pareille matière, et Barré eut l'audace d'ajouter que désormais il ferait les exorcismes sans y appeler de personnes laïques.

Dans une assemblée de tous les officiers du bailliage, il fut décidé d'un commun accord que le séquestre aurait lieu, et ordre en fut transmis immédiatement à la supérieure qui, en digne émule de Barré, protesta contre cet attentat au vœu de clôture perpétuelle, et déclara hautement qu'il n'y avait que la force qui pût le lui faire rompre (1).

Comme il répugnait au bailli d'employer la violence, il se contenta d'envoyer une plainte à l'évêque de Poitiers qui ne daigna même pas répondre. Fort heureusement l'archevêque de Bordeaux vint, à cette époque de l'année, à son abbaye de Saint-Jouin-les-Marnes. Le curé alla le trouver et lui fit part de tout ce qui s'était passé depuis son dernier voyage. Le prélat, beaucoup moins crédule que l'évêque de Poitiers, adjoignit à Mignon et à Barré deux autres exorcistes, le père Escaye, jésuite de Poitiers, et le père Gau de l'Oratoire, réglementa la manière de procéder aux exorcismes et ordonna enfin le séquestre tant désiré.

La crainte du séquestre fit cesser comme par enchantement les convulsions des religieuses, et pendant plusieurs mois le calme sembla renaître au couvent.

Sur ces entrefaites, arrive à Loudun Jean-Martin de Laubardemont avec commission de faire abattre et raser

(1) Pièce manuscrite à la Bibliothèque nationale (collection Joly de Fleury).

le château et la forteresse de Loudun qui, en temps de guerre, pouvaient servir d'asile aux protestants fort nombreux à cette époque dans le Poitou.

Laubardemont apprit ce qui s'était passé depuis quelques mois à Loudun, et comme il était parent de la supérieure, il alla lui rendre visite. Justement celle-ci eut quelques convulsions en présence du conseiller du roi, et comme il n'était pas fâché d'être convaincu, il se retira pleinement satisfait des exercices des Ursulines. Il faut dire aussi que Mignon avait eu soin de le prévenir que Grandier était l'auteur d'un libelle, intitulé la *Cordonnière* de Loudun. Ce pamphlet, « fort injurieux « au cardinal de Richelieu, dit le père d'Avrigny, avait « été publié sous le nom de Hammon, fille née de la lie « du peuple, mais qui avait trouvé le moyen de s'insi« nuer auprès de la reine-mère. »

C'était un moyen habile d'intéresser Laubardemont à la cause des ennemis de Grandier. Car il savait que Richelieu avait été fort sensible aux attaques dirigées contre lui dans ce libelle, et qu'il en avait eu un extrême ressentiment (1).

De retour à Paris, Laubardemont instruit le cardinal, ministre alors tout-puissant, de ce qu'il a vu et appris. Celui-ci lui fait donner immédiatement une commission « pour informer diligemment contre Grandier, assister aux exorcismes qui se feront, et de tout faire procès-verbaux et autrement procéder comme il appartiendra pour la preuve et vérification entière desdits faits et surtout décréter, instruire, faire et parfaire le procès au dit Grandier et à tous autres qui se trouveront com-

(1) Cet ouvrage se trouve à la Bibliothèque nationale sous ce titre : Lettre de la cordonnière de Loudun à M. de Barradas.

plices desdits cas jusque à sentence définitive exclusivement, nonobstant, opposition, appellation ou récusation quelconque pour lesquelles et sans préjudice d'icelles, ne sera différé même, attendu la qualité des crimes sans avoir égard au renvoi qui pourrait être demandé par le dit Grandier. »

Cette commission était parfaitement en règle, et, comme on peut en juger, tout y était admirablement prévu. Laubardemont était en outre muni de deux ordonnances du Roi « pour faire arrêter et constituer prisonnier ledit Grandier et ses complices. »

Dans la soirée du 6 décembre 1633, Laubardemont arrive à Loudun ; et le lendemain de grand matin, le curé de Saint-Pierre était arrêté et conduit, sans autre forme de procès, dans les prisons d'Angers. Les scellés furent immédiatement apposés sur ses chambres et armoires. On se saisit des livres, papiers, titres, sentences d'absolution dont l'accusé aurait pu se servir dans ses défenses. On retrouva en outre un manuscrit contre le *célibat des prêtres* (1), et deux feuilles de vers français que les juges se sont bien gardés de publier, mais qu'ils ont qualifié de sales et d'impudiques.

Cependant Laubardemont ne trouvant pas encore ses pouvoirs assez étendus, revient à Paris et obtient du Conseil d'Etat un arrêt qui prouve jusqu'à quel point pouvait aller l'esprit de vengeance de Richelieu. Cet arrêt portait que, « sans avoir égard à l'appel interjetté (2) au Parlement et aux procédures faites en consé-

(1) Ce manuscrit fut recopié probablement par un des juges; il existe et nous avons eu la bonne fortune de le lire.

(1) Grandier avait récusé comme juge Laubardemont qui était parent de la supérieure et interjeté appel au Parlement.

quence, que Sa Majesté a cassées, il est ordonné que le sieur de Laubardemont continuera le procès par lui commencé contre Grandier, nonobstant toutes *oppositions, appellations* ou *récusations* faites ou à faire et sans préjudice d'icelles. Qu'à cette fin, le Roi, en tant que besoin serait, lui en attribue de nouveau la cognoissance et icelle interdit au Parlement de Paris et à tous autres juges, avec défense aux parties de s'y pourvoir à peine de cinq cents livres d'amende. »

Maître absolu avec une pareille pièce, qui, à elle seule, suffirait pour démontrer quel a été le but de ce procès célèbre, Laubardemont retourne à Loudun et y fait ramener Grandier.

Dès ce jour, le couvent fut hanté par une légion de démons. Jamais, dit une relation, ils n'avaient été aussi nombreux. Cependant, pour donner un semblant de légalité à cette honteuse procédure, on séquestra les religieuses en maisons bourgeoises, tout en ayant soin de les réunir dans les diverses églises de la ville pour les exorciser.

Les habitants indignés adressèrent une supplique au Roi. Mais elle ne parvint jamais (1).

Laubardemont fit en même temps publier, à son de trompe, qu'il était expressément défendu de porter un jugement sur la possession des religieuses Ursulines sous peine de 10,000 livres d'amendes. Si nous n'avions retrouvé l'original (2) de cette incroyable proclamation, nous n'aurions jamais pu croire à tant d'infamie. Nous allons la citer textuellement :

(1) Cette pièce se trouve à la Bibliothèque nationale (section des manuscrits).

(2) Bibliothèque nationale (collection Joly de Fleury.

DE PAR LE ROY.

« Il est très-expressément deffandu à toutes sortes de personnes de quelque qualité et conditions qu'elles soient de meffaire, mesdire, ni autrement entreprandre contre les religieuses et aultres personnes dudict Loudun, afligées des malins esprits, leurs exorcistes, ni ceux qui les assistent soit aux lieux où elles sont exorcisées ou ailleurs, en quelque fasson et manière que ce soit à peyne de dix mil livres d'amande et autre plus grande et de punition corporelle si le cas y échoit ; et afin que personne n'en prétende cause d'ignorance, sera la présente ordonnance leüe et publyée aujourd'huy au prosne des églises paroissiales de cette ville, et affichée tant aux portes d'icelle qu'ailleurs où besoin sera.

« Fait à Loudun, le dimanche second de juillet 1634.

La pièce manuscrite est lacérée. La signature de Laubardemont seule est visible.

Après avoir ainsi bâillonné l'opinion publique, Laubardemont put rédiger, à son aise, sous forme de dépositions, tout ce qui passait par la tête de ces filles pendant leurs convulsions.

Cette besogne lui fut singulièrement facilitée par les exorcistes qui avaient posé en principe cette doctrine qu'ils déclarèrent reçue dans l'Eglise et approuvée par la Sorbonne, à savoir : « Qu'un magicien peut posséder un chrétien sans le consentement de celui-ci. » D'un autre côté, la commission, chargée de juger le curé de Saint-Pierre, adopta cette proposition inouïe :

« Que le diable, duement contraint, est tenu de dire la vérité. »

Donc, par la bouche des démons, les Ursulines déclarèrent que « Grandier s'était introduit dans leur maison à toute heure de jour et de la nuit, pendant quatre mois, sans qu'elles pussent s'expliquer comment il pouvait y entrer; qu'il se présentait à elles lorsqu'elles étaient debout et lorsqu'elles vaquaient à l'oraison; qu'il les sollicitait au mal; qu'elles ont été frappées par quelque chose qu'elles ne voyaient pas, et que tous ces accidents ont commencé par l'apparition du prieur Moussault, leur premier confesseur, et finalement par celle de Grandier, etc.»

On crut le diable sur parole, et tout ce qu'il dit fut accepté comme mot d'Evangile. Une telle procédure n'a pas besoin de commentaires.

On ne s'en tint pas là. Tout sorcier doit avoir sur son corps des marques insensibles qui prouvent la réalité de la possession, comme l'a si bien dit Jacques Fontaine (1).

Le diable se chargea de les indiquer.

Voici ce que dit à ce sujet l'auteur de la discussion et de l'examen critique des diables de Loudun, La Menardage, prêtre de l'Oratoire, un fanatique de l'idée de possession : « Mais un autre indice d'une conséquence bien plus sérieuse, c'est qu'un des démons déclara l'avoir marqué en deux endroits du corps les plus secrets : « In duabus natibus et in duobus testiculis. » On lui banda les yeux et on le fit visiter par huit médecins (2), dont le rapport fut qu'ils avaient trouvé, dans chacun de ces endroits, deux marques, ce qui en foisoit quatre; que, dans chacune, ils avoient enfoncé une aiguille de la profondeur d'un pouce sans que le criminel en eût rien senti, et qu'il n'était point sorti de sang. »

(1) Jacques Fontaine. Des marques des sorciers et de la réelle possession que le diable prend sur le corps des hommes. (Lyon, 1611, chez Larjot.)

(2) Ce rapport n'a jamais été fait.

La recherche de ces prétendus points insensibles cachait une nouvelle infamie de Laubardemont; car on sait avec quelle barbarie le chirurgien Mannoury se chargea de cette hideuse besogne.

« Le mercredy 26 avril 1634, raconte Grandier dans ses conclusions absolutoires (1), sur ce que cette fille (la supérieure) aurait dit que ce pauvre curé estoit marqué de marques de diables en son corps, ils le firent dépouiller tout nud, bander les yeux et raser partout et le sonder et picquer en plusieurs endroits de son corps et continuaient les picqueûres véhémentes en la présence du dit sieur Laubardemont, nonobstant les plaintes et criements qu'il faisait, ouyes et entendues par toutes les personnes qui estoient en la rue en affluence. »

Quant au rapport des médecins, Grandier, dans son factum (2), nous apprend ce qu'il faut en penser : « Est à noter la grande perfidie, imposture et impiété faite par le dit Mannoury dit de la Chaumette, chirurgien au dit Loudun, etc., lequel, en la présence de Monsieur Carré, apothicaire à Poictiers, mandé pour l'effet de la dicte vérification par le dit sieur de Laubardemont, présent, fit semblant de picquer le dit Grandier, et au lieu de ce faire appuyait son poulce, et disait qu'il y mettait la lancette et qu'en ce lieu il était insensible, ce qui estoit une fourbe, laquelle apperçue par le dict Carré, lequel voyant qu'il n'y avait aucune picqueûre, print la lancette au dit Mannoury (3) et en pic-

(1) Remarques et considérations servant à la justification du curé de l'église de Saint-Pierre, autres que celles contenues en son factum, (S. l. n. d. In-4, pièce.)

(2) Urbain Grandier. Factum pour sa défense, s. l. n. d. In-4, pièce, Bibliothèque nationale (recueil Thoisy).

(3) Ce Maunoury était beau-frère d'une des religieuses ; on devait donc le récuser.

qua le dict Grandier, qui fut recogneu sensible contre l'imposture du dict Mannoury, et de ce le dit Carré et aultres médecins présens en ont donné leur rapport, que le dict sieur Laubardemont a fait supprimer. »

Malgré ses protestations, il fallut bien que Grandier restât marqué. Le diable l'avait dit, il ne pouvait se tromper, et puis les exorcistes n'étaient-ils pas là pour le contraindre à dire la vérité. Il fut donc passé outre, et ces prétendues marques servirent de prétexte aux juges pour en inférer qu'il était réellement sorcier.

Il ne manquait plus que de retrouver les pactes que le curé de Loudun avait adressés au diable et par lesquels il s'engageait à le servir corps et âme. Ce fut la sœur de Claire de Sazilli qui se chargea de cette besogne. Un beau jour elle apporta la copie d'un des pactes, l'original étant aux enfers, dans le cabinet de Lucifer (1).

Ce pacte était conçu en ces termes :

« Je renie Dieu, Jésus-Christ, le Saint-Esprit, Marie, tous les saints Apôtres, particulièrement saint Jean-Baptiste, l'Eglise, tant triomphante que militante, tous les Sacrements, toutes les preuves qui s'y font. Je promets de ne jamais faire de bien, de faire tout le mal que je pourroi, et voudroi bien n'estre point homme, mais que ma nature fust changée en diable pour te servir mieux, toi, mon seigneur et maistre Lucifer, et te promets qu'encore qu'on me fist faire quelque bonne œuvre, je ne la feré (*sic*) pas en l'honneur de Dieu, mais à son mespris, et en ton honneur et de tous les diables, et me donne toujours à toi et te prie de garder bien la cédule que je t'ai donnée » (2).

(1) Cette pièce curieuse est à la Bibliothèque nationale (section des manuscrits).

(2) A Loudun, nous avons vu chez le Dr de la Tourette un autre de ces pactes.

Les juges se trouvant suffisamment éclairés par ces pièces s'assemblèrent le vendredi 18 août 1634, de grand matin, au couvent des Carmes, où ils prononcèrent en ces termes la condamnation de l'infortuné Urbain Grandier :

« Avons déclaré et déclarons le dit Urbain Grandier dûment atteint du crime de magie, maléfice et possessions arrivées ès personnes d'aulcunes religieuses de cette ville, etc., etc., et de ce faict être conduict à la place publique de Sainte-Croix pour y estre attaché à un pouteau, sur un buscher, et y estre son corps brulé vif avec les pactes et caractères magiques restant au greffe, ensemble le livre manuscrit par lui composé contre le célibat des prestres, et ses cendres jetées au vent, etc., et auparavant que d'estre procédé à l'exécution du présent décret, ordonnons que le dict Grandier sera appliqué à la question ordinaire et extraordinaire sur le chef de ses complices. »

Grandier subit héroïquement les tortures et les angoisses de la question. On croyait par là obtenir la révélation de ses prétendus complices. Mais le patient avait l'âme haute et fière, il se tut et se laissa traîner au bûcher. Ses ennemis n'eurent pas même cette suprême joie de lui faire avouer en confession les fautes qu'il expiait aujourd'hui d'une façon si horrible. Il mourut sans seulement daigner écouter leurs hypocrites consolations. Alors, les Capucins furieux, trouvant que le bourreau n'allait pas assez vite en besogne, mirent eux-mêmes le feu au bûcher.

Nous publions *in extenso* le procès-verbal de la question et de la mort de Grandier. Ayant retrouvé l'original de cette très-curieuse pièce, nous avons pensé que le médecin a le droit de chercher dans l'histoire l'explication de faits qui ont paru merveilleux à une certaine époque, et dans lesquels la science actuelle ne voit rien que de naturel.

Procès-verbal de la question et mort de Grandier, curé de Saint-Pierre-du-Marché de Lodun, exécuté à mort ce jour d'hier, pour crime de magie et autres, de laquelle avons, suivant l'ordonnance de Me de Laubardemont, conseiller du roy, en ses conseils d'état ou privé, commissaire en l'affaire Grandier et autres commissaires nommés par sa Majesté pour le jugement du procès, fait procès-verbal de ce qui s'est passé le jour d'hier et le jourdhuy touchant ladicte exécution de mort de la personne dudict Grandier, circonstance et dépendance de icelle, appelé avec nous F. Gayet nostre clerc commis pour greffier, en la manière qui suit :

« C'est à sçayoir que nous conseiller et commissaire susdict, déclarons avoir esté présent le jourdhier à l'heure de 7 à 8 heures du matin, en la salle de l'oditoire du bailliage de Lodun, lorsque lecture a esté faicte audict Grandier, du jugement de mort contre luy rendu, que ladicte lecture faicte, a prié ledict sieur de Laubardemont, de ne le faire brûler vif, de crainte qu'il ne tombast en désespoir, n'a point dict qu'il étoit injustement condamné ; auquel ledict sieur a remonstré qu'il estoit en luy d'obtenir ceste grace en confessant quil estoit coupable du crime de magie pour lequel il avoit esté condamné à mort; qui a fait response qu'il n'avoit commis ledict crime; luy avons remontré que nous avions esté trèze juges au jugement de son procès, que tous d'une voix l'avons déclaré deuement atteint et convaincu des crimes de magie, maléfice, d'estre autheur de la possession d'aulcunes des religieuses et autres seculières mentionnées au procès, et luy avons représanté souvent que nous étions très assuré qu'il estoit magicien, à quoy il nous a fait une fois response quil ne pouvoit nous oster ceste croiance, et avons recognu qu'il ne regardoit point une image du crucifix qui estoit en un tableau qui estoit attaché à la muraille devant luy, qu'auparavant que d'estre appliqué à la question, le père Lactance, religieux, l'a exhorté de dire l'oraison de l'ange gardien, laquelle il ne sçavoit pas, au moyen de quoy ledit père luy a offert dire mot à mot après luy, avons veu qu'il a esté appliqué à la question des brodequins ordinaire et extraordinaire l'espace de trois quarts d'heure, sans avoir confessé ledict crime ; a dict plusieurs fois qu'il en avoit commis de plus grands et plus honteux, et enquis quelz ils estoient a dict ces mots : c'est de la fragilité ; et a fait des confessions daultres crimes mentionnez par son interrogatoire, qu'il n'a jamais prononcé les noms de Jésus, Marie, mais bien souvent a dict ces mots : mon Dieu du ciel et de la terre, fortifiez-moi ; avoit durant la question les yeux estincellans, affreux et espouvantables, se pleuroit et faisoit de grands cris, et néanmoins n'a point jeté de larmes, encore qu'il fust exhorté à pleurer, lorsque souvent il jettait des soupirs et sanglotz, au moyen de quoy le père Lactance, religieux recollet, qui exorcisoit les instruments servant à la question, auroit fait un exorcisme particulier pour exprimer des larmes de ses yeux, qui ne contenoit austre chose que ces mots : *Si es innoxius, infunde lacrymas* ; que durant ladicte question il a prié le dict père Lactance de le baiser, et que ie dict père s'étant approché l'a baisé par trois fois, n'avons reconnu aucune marque de pénitence, et luy par les parolles ou gestes n'a point demandé de prettre ny devant, ny après la question, qu'estant hors ladicte question, regardant ses jambes, a dict : Mes seigneurs, *attendite et videte si est dolor sicut dolor meus* ; a esté ledict Grandier conduict à l'instant en une chambre haulte dudict auditoire pour le chauffer, en laquelle nous le sommes aller visiter à deux heures de relevée, et voyant que lors il parloit souvent de Dieu en bons termes, nous luy avons remonstré, ainsy que ce jourd'hui matin que nous estions très-assurés qu'il estoit magicien, et sur ce fondement nous savions bien que lors qu'il parlait de Dieu en bonne part, il entendoit parler du diable, quand il détestoit le diable, il entendoit détester Dieu ; que ce que nous luy disions estoit vray, à quoy il n'auroit faict aucune response, si non qu'il prioit le Dieu du ciel et de la terre de l'assister. Comme aussi déclarons que ledict Grandier, suivant ledict jugement, a esté le jour d'hier brulé en la grande place de ceste ville de Lodun, à 3 heures de relévée ou 4 heures ; que ledict Grandier estant attaché à un pouteau pour estre brulé, ledict père Lactance exorcisait le bois qui debvoit servir à le bruler ; que le père Tranquille, religieux capucin et gardien du couvent des pères capucins de la Rochelle, prédicateur missionnaire du Poitou, qui avec le père Patience son compagnon, assista ledict Grandier depuis qu'il a souffert la question jusques à l'heure de l'exécution, l'espace de 6 heures ou environ, il ny a veu faire aucune action durant le repos de contrition de ses péchés, pour lors, il commença à l'exhorter de recommander son âme à Dieu, il luy présenta un crucifix de bois duquel détourna le visage, et que ledict Grandier s'estant aperçu que ledict père avoit du mécontentement du mépris qu'il avoit fait du crucifix, se tourna vers iceluy, et ledict père l'ayant prié de le baiser, ce qu'il fit comme avec regret, et ledict père luy ayant demandé audict Grandier s'il vouloit se confesser, il luy auroit fait response quil n'en avoit point de besoin, parce qu'il s'étoit confessé mardy dernier, et de fait ledict père Patience, religieux capucin, nous a dict que le dict Grandier s'estoit confessé ce jour de mardy, feste de l'Assomption de Nostre-Dame, et néanmoins le pria qu'il se confessast encore à l'instant, l'ayant pressé de le faire, ne le voulut ; et nous a ledict père dict que ledict Grandier dina fort bien et le vit souvent en estat de railler, n'eust esté que ledict père l'en divertissoit afin de le convertir à Dieu par ses semonces. Après ces propos ledict Grandier estant mené au suplice et estant devant la porte Saint-Pierre-du-Marché, dont il estoit curé, pour y faire l'amande honorable suivant ledict jugement, ledict père pria ledict Grandier de dire : *Cor mundum crea in me, Deus* ; pour lors que ledict Grandier luy tourna le dos et dict d'une façon de mépris : Et bien, mon père, *cor mundum crea in me, Deus.*

« Ledict père Lactance, recollet, nous a dict que le jour d'hier, ledict Grandier estant attaché au pouteau où devoit estre brulé lui exorcisant le bois qui devoit servir à bruler le corps dudict Grandier, de crainte que la challeur et activité du feu ne fut suspendue par le diable, il auroit veu une mouche noire, grosse comme une noix qui seroit tombée rudement sur le livre des exorcismes, que pendant le dict temps il avoit remonstré audict Grandier que le paradis estoit encore ouvert pour luy s'il se convertissoit à Dieu ; lequel luy auroit fait response en ces mots : Je vais tout à ceste heure en paradis. Et nous a dict ledict père qu'il n'avoit remarqué en la personne dudict Grandier aucuns signes de repentance.

«Aujourdhui, 18 aoust 1634, à l'heure de 6 à 7 heures du soir; durant l'exorcisme que ledict père Lactance faisoit sur la sœur Jeanne des Anges prieure dudict couvent des Ursulines de Lodun, le diable qui possédoit ladicte prieure luy dict que ce gros moucheron quil avoit veu lorsquil exorcisoit le bois qui devoit servir à bruler le corps dudict Grandier, estoit le démon familier dudict Grandier nommé Baruc qui avoit pris ladicte forme pour faire tomber dans le feu le livre des exorcismes, et nous a dict ledict père Lactance qu'il nous diroit plusieurs aultres choses remarquables que les diables qui possédoient ladicte mère prieure luy avoient déclarés aux exorcismes qu'il avoit faict ledict jour, tant du matin que de relevée.

«Le sieur Grisard l'un des exemps de M. le Grand prévost de Paris, nous a dict que hier auparavant l'exécution dudict Grandier, il avoit disné avec luy, qu'il ne paroissoit point à sa contenance et parolle qu'il eust de l'appréhension de la mort, auroit bien mangé plus de la moitié d'une solle et autres viandes et beu trois foys.

«Rapport fait de l'exorcisme du lendemain de l'exécution dudit Grandier, par le sieur de Jorigny, conseiller magistrat au siège présidial de Poitiers. L'un desdits conseillers nous a dict que le jour dhier à l'heure qu'on exécutoit ledict Grandier, le père Elisée capucin exorcisoit sœur Claire, religieuse ursuline, laquelle ou le diable par elle avoit dit ces mots : Ah, mon pauvre maître! lequelle elle nomme depuis Urbain Grandier, on le brule! et peu à peu auroit dit : Le voilà quil vient de tomber comme cela; s'estant ladicte sœur Claire ou le diable par elle laissé tomber du costé senestre. Et, déclarons nous, lieutenant criminel et commissaire susditz, que nous avons veu tomber ledit Grandier du costé senestre, après qu'il eust esté étouffé du feu et le feu pris aux cordes qui le tenoient lié. Ledict sieur de Jorigny nous a aussi dict que ledict père Elisée ayant enjoinct au diable qui possédoit ladicte sœur Claire de dire en quel estat estoit le visage dudict Grandier, il auroit veu que le visage de ladicte Claire estoit devenu livide, plombé et espouvantable, et que ladicte sœur Claire ou le diable par elle, auroit aussi dict qu'on avoit voulu faire dire audict Grandier l'oraison de l'ange gardien, mais qu'il ne la savoit pas, ainsy que plusieurs autres; qu'on avoit exhorté ledict Grandier à jetter des larmes, mais qu'il n'avoit garde de pleurer avec la condition qu'on y avoit opposée qui estoit qu'il pleurast s'il estoit innocent, et sçavoir que ledict Grandier auroit senty quelque peu le feu. Ledict père Elisée l'ayant enquis pourquoy le diable n'avoit pas empesché qu'il ne sentist pas le feu, avoit fait réponse en ces mots; on avoit exorcisé ses petites affaires; que ladicte sœur Claire ou le diable par elle versoit des larmes grosses comme des pois, et parlant dudict Grandier disoit: Pour une âme que nous gaignons, nous en perdons beaucoup... »

« Et le samedi, 19e dudit mois d'aoust oudit an, le révérend père Grégoire et son compaignon, et le père Gelase, son compagnon recolletz, nous ont dit que cejourd'hui sur les neuf ou dix heures du matin, ils auroient assisté aux exorcismes qui se faisoient en l'église Sainte-Croix par le père L., sur les religieuses ursulines Jeanne des Anges, prieure, et sœur Agnès, auroient oui que ladite prieure ou Isâcharon par elle, l'un des démons qui la possède, avoit dit qu'il estoit seul dans le corps de ladite prieure; lequel Isacharon enquis où estoient ses compaignons, spécialement Leviathan et Asmodée auroit respondu qu'ils estoient allez aux enfers depuis hier a quatre heures trois quarts après-midy pour y conduire une chose qui leur estoit si précieuse, laquelle ils avaient si chèrement gardée ; et de fait, dit le P. Gelase, passant lors de ladite exécution à mort du dit Grandier par la grand'place de Sainte-Croix, où il fut brûlé, qu'ayant regardé à son cadran quelle heure il estoit au soleil, il recogneust qu'il estait quatre heures trois quarts, et nous ont aussi tous lesditz pères récolletz déclaré que ledit Isacharon avoit dit qu'ils estoient allez plus de deux cents diables conduire en enfer ledit Grandier, que ledit père Laitance demanda audit Isacharon pourquoy il n'appelloit pas Grandier son maistre, que ledit Isacharon avait repliqué en ces mots : Par la mort-Dieu, par la chair Dieu, il n'est plus mon maistre. Le dit père ayant dit au dit Isacharon qu'il estoit un menteur, que ledit Isacharon avoit réparty qu'il en avoit menty luy, et que ledit Grandier ne s'estoit point converty.

Enquis pourquoy il ne s'estoit point converty, a dit : par sa superbe il avoit crainte qu'on ne l'estimast mourrir coupable, il n'avoit garde d'advouer qu'il fust magicien. Enquis par ledit père Lactance ce qui s'estoit passé lors de la bénédiction du bois qui debvoit servir à brûler son corps, ledit Isacharon avait fait réponse en ces mots : Une mouche a passé pardessus ton livre et ta teste. Interrogé ce que c'estoit que ladite mouche, a dit que c'estoit Baruc : Tu le debvois prendre. Enquis derechef si ledit Grandier ne s'estoit pas converty ; dist que non et que pour témoingnage il n'avoit point prononcé le nom de Jésus ni pris de l'eau béniste. Ledit père dit audit Isacaron, que ledit Grandier avoit invoqué le créateur du ciel et de la terre ; que le diable avoit fait réponse en ces mots : Il n'a pas dit :

Creatorem, mais a dit seulement *Deum,* entendant parler de Lucifer qu'il appelle Isacharon dist aussi que ledit Grandier estoit un maudit ambitieux, qu'il les avoit envoyez aux corps de ses pauvres filles, que la superbe l'avoit perdu ; et à l'instant ledit Isacharon auroit dit aux assistants : Messieurs, messieurs, je vous convie tous d'être superbes ; voilà comme nous les traitons, nous les aimons bien ; pour moy je le suis beaucoup, je n'aime pas l'humilité. Quand ledit père Lactance a demandé audit Isacharon qu'elle estoit la plus grande peine que ledit Grandier souffroit ; ledit Isacharon a esté longtemps sans faire response, disant qu'il avait peur que plusieurs de la compagnie en fissent leur profit, et depuis luy estant enjoint par ledit père de répondre la vérité sous peine de redoublement de ses peines jusque à un million de degrés, a dit que la plus grande rage du dit Grandier et de tous les damnés estoit la privation de la vision de Dieu. Ledit père ayant demandé audit Isacharon en quel lieu de l'Enfer estoit ledit Grandier, a dit qu'il estait en un lieu à part, auprès duquel estoient les prestres qui avoient vescu comme luy. Ledit père ayant demandé au diable quelle autre peine souffroit ledit Grandier ; le diable, après un fort long temps a respondu que c'estoit qu'à chaque moment il voyoit et verroit toutes les grâces qui lui avoient esté offertes, auxquelles il avoit malicieusement résisté ; que les grincements de dents dans l'Enfer consistoient en cette veue des grâces refusées. Quand ledit père a demandé au diable quelle autre peine souffrait encore ledit Grandier en Enfer, a répondu qu'il avoit un tourment particulier pour avoir rendu inutiles les prières de Marie, sans laquelle plusieurs seroient damnés. Enquis qui estoit cette Marie ; a dist : c'est la mère de celui qui est sur ma teste, qui est celui qu'elle a conçu sans coopération d'homme ; ce qu'il disoit d'aultant que lors ledit père Lactance tenoit sur la teste de ladite prieure une boete d'argent en laquelle reposoit le saint sacrement. Ledit père a demandé audit diable quels autres tourments souffroit encore ledit Grandier en Enfer ; le diable a respondu que ledit Grandier avoit un tourment particulier pour chacun des péchés auxquelz il s'étoit adonné, et spécialement pour ceux de la chair. Ledit père L. demanda au dit Isacharon s'il avoit dit la vérité, lequel fit réponse par trois fois que oui. Ce faict, le dit père enjoint audict Isacharon de lui dire en signe qu'il avoit dit vray, ce que c'estoit qui estoit dans le soleil qu'il tenoit en la main, ledit Isacharon a dit ces mots : C'est le corps, le sang et l'âme de Jésus-Christ. Ledit père luy a demandé s'il y avait quelque chose davantage en l'hostie, le diable a répété la mesme chose. Au moyen de quoy ledit père luy a demandé pourquoy il ne parloit de la divinité ; le diable a respondu que c'estoit assez et que la divinité estoit inséparable du corps de Jésus-Christ. Ledit père a enjoint audit diable pour preuve des véritéz qu'il avoit déclarées d'adorer le saint sacrement et se mettre à genoux; le diable s'est mis à genoux tournant le dos au saint sacrement. Ledit père luy a enjoint de tourner le visage vers le saint-sacrement. Le diable a dit : Fermez donc tous les yeux ; ledit père insiste et commande au diable d'adorer le saint-sacrement avec grande révérence, c'est assavoir à genoux, les mains jointes, avec tremblement de corps et grincement de dents. Le diable a dit qu'il n'avoit point d'humilité pour fléchir les genoux, point de dévotion pour joindre les mains, point de froid pour trembler, et point de dents pour grincer ; et néanmoins le père luy ayant enjoint de faire ladicte adoration avec lesdites circonstances, et dit que faulte de luy obéir il luy redoublerait ses peines jusques à un million de degrés ; ladite prieure, ou le diable par elle, a extérieurement adoré le saint-sacrement qui estoit audit soleil avec les quatre circonstances. Ladite adoration faicte, ledit père luy enjoinct de se prosterner, ce que ladite prieure, ou le diable par elle, a fait ; et ensuite plusieurs contorsions des pieds et des mains. Ledit père luy a commandé monstrer avec quel respect on debvoit adorer le saint-sacrement ; a respondu plusieurs fois que celuy qui en recepvoit du bien le fasse ; ledit père l'ayant pressé d'obéir et d'adorer le saint-sacrement, a adoré avec signe d'humilité en apparence, encore qu'il dist : Je n'ay point d'humilité, moy. »

Autre exorcisme dudit jour 19° aoust, à six heures de relevée fait par ledit père Lactance en ladite église Sainte-Croix.

« Et ledit jour 19° aoust, sur les sept heures du soir, le sieur de Jorigny cy-dessus nommé, conseiller au siége présidial de Poitiers, l'un des commissaires nous a dict avoir assisté à l'exorcisme que ledit père Lactance venoit de faire en ladite église Sainte-Croix, sur ladite prieure dont il avoit fait procès-verbal, lequel il nous a mis en main, contenant les mots qui ensuivent.

Isacharon s'estant présenté et manifesté, ledit père Lactance luy a demandé : « Ubi est Leviathan ? » R. Il est en enfer. « Ubi est Asmodeus ? » R. Il y est aussi. « Quid hic agunt ? » R. Ils sont allez festoyer nos amis. « Qui sunt illi ? » R. Entre autres celuy qui a esté nostre maistre, est à présent nostre valet. « Quare tamdiu hic morantur ? R. Les féries sont longues, la feste a esté bonne. « In quo consistunt illæ feriæ ? » R. Tout ainsi que les bons anges se réjouissent quand quelqu'un se convertit, ainsy nous quand nous attrappons quelqu'un. «Tu es mendax, conversus est magister tuus, et dolebat, acerrime? R. Si cela estoit, il ne serait pas où il est. « Nonne est in paradiso?» R.Oui, pardieu, il y est, mais c'est en mon paradis. « Qualis est paradisus ille? » R. Paradis noir. « Quid illi promiseratis? » R. Ce qu'il n'a pas. « Quid est hoc? R. Toute sorte de plaisirs. » « Credebatne ita futurum?» R. La foi chrétienne avant qu'il ne l'eust abandonnée, luy faisoit croire que non. « Dixit; Maria mater gratiæ. » R. Il ne l'invoquoit pas de luy-mesme, mais c'estoit par respect humain, s'il disoit quelque chose de bon. « Erat quietus et junctis manibus quando admonebatur. » R. On luy fit faire par force. « Senticbat ne tormentum Gehennæ? » R. La bénédiction qu'on a faict empescha qu'on ne luy ostast tout-à-fait le sentiment. « Quæ benedictio? » R. Celle que l'église ordonne pour chasser les bons esprits. Ladite prieure dit ces mots *de bons* en riant. Si le feu n'eust esté bénit, il n'eust rien senty. Il y en a bien d'autres qui se sont sentis. Interrogé pourquoy il ne vouloist boire de l'eau béniste qu'on luy présenta deux fois pendant la géhenne. R. Que les démons qu'il avoit dans le corps le portoient à cela, et qu'il y avait renoncé. « Habebatne dæmones in corpore? » R. Oui, quelquefois, et souvent deux à chacun des yeux. Interrogé pourquoy cela veu qu'il n'estoit pas possédé? R. Que ceulx qui se donnent à eulx comme Grandier, leur donnent aussi quelquefois permission d'entrer dans leur corps. «Quid de musca illa? nonne Beelzebut princeps muscarum? » R. Non, c'estoit Baruc, son ange despuis qu'il s'est livré à nous, lequel vouloit faire tomber le livre d'exorcismes. Le père a dit : « Quare tamdiu morantur socii? » R. Ils le payent des bons services qui leur a rendus;

nous l'avons fait nostre maistre, mais nous le tenons. « Estis seductores? » R. C'est nostre mestier. « Sunt diversæ mansiones apud vos? R. Oh! qu'oui; puis s'est levée la possédée et s'est écriée : qui veult venir à nostre royaulme, il y fait si bon. « In quo hæc bona? R. N'a faict response; puis pressée a dict estre un feu perpétuel et une malédiction éternelle. « Quid ultra? » R. Et un éternel désespoir, et une rage sans cesse de ne voir point celuy qui nous a créés, en effect ce qui ne se peut dire. « Perge? » R. Le feu et les gehennes ne sont rien auprès de la privation de celuy qu'on a perdu. « Si posses recuperare gratiam, quid faceres? » R. Mais plustost que ne ferais-je pas? « Dicas? » R. Je ne saurois pas exprimer ce que je voudrois faire, car je voudrois faire tout ce que je pourrois, jetant quelquefois de grands soupirs et rendant le visage de la créature d'une profonde tristesse qui ne se peut exprimer. « Dicas ergo nobis quid faceres? » R. Je voudrais souffrir dix mille ans pour le voir un moment. « Si haberes corpus uti nos, quid facceres? » Il s'est écrié avec des gémissements indicibles : ha, ha! je ne voudrais bouger de ses pieds et luy crier miséricorde. « Ostendas quid sentias ex amissione bonorum? R. Ha, ha! si les hommes sçavoient! et s'est derechef écrié horriblement. Quand ils perdent la grâce, à l'instant a semblé vouloir rire; puis a continué ses doléances. Le père continue les mesmes interrogatoires, et le diable fait les mesmes soupirs et gémissements. « Ne fingas? » R. Ha, ha! je ne puis. « Doles-ne? » R. Je ne saurois l'exprimer. « Quænam sunt illæ mansiones in quibus moratur magister tuus? » R. Il n'est plus mon maistre; l'un le servira pour la dévotion qu'il a eue à Marie; ho, ho! et se moquant, l'autre pour s'estre bien servy des sacremens; l'autre pour s'estre si bien tenu en son debvoir à l'église. Ce que disant s'est éclaté de rire, et a continué son discours d'un air et contenance ironique; et après en branlant la teste a dit : Pour avoir tant aimé le plaisir de la chair. « In quo loco est? » R. Au lieu destiné à ceux qui ont son caractère et qui ont mené la vie qu'il a faite ; ho! qu'il y aura ordinairement de bons prestres de sa mode qui se mettent à ce mestier-là! « Mentiris? » R. C'est toi, chair-Dieu! « In signum quod dicis veritatem, genu flectas. » R. S'est agenouillé et a dit : Oui, par la chair-Dieu que voilà, portant la main de la prieure sur le Saint-Ciboire. « Adora, ut ostendas quod illi debeatur. » R. A fait une profonde révérence, luy rendant la contenance toute respectueuse, puis s'est écrié : c'est par contraincte que je le fais et non par amour; vous le pouvez vous autres par amour. « Quid est hoc? » R. Luy monstrant le Saint-Sacrement. « Quod est urget ad reverentiam? » R. Celuy qui est émané de son Père, conceu dans le ventre de la Vierge sans coopération d'homme. « Quid ad huc? R. Celuy qui tient son estre de soy-mesme. « Quid ad huc? R. Celuy qui se donne aux hommes par amour; peut y avoir un plus grand amour que se donner soy-mesme? Et après un grand soupir a dit : et se donner à tout le monde? « Creduntne adstantes omnes? R. A regardé çà et là, et branlé la teste : ha, ha! qu'il y en a qui pensent bien le croire et qui ne le croyent pas! et s'ils le croyaient comme ils doibvent, ils le regarderoient aultrement qu'ils ne font. « Pergas. » R. Tous les chrestiens ne croient pas toutes les circonstances; ils ne s'en approcheraient pas avec tant de brutalité. Et à l'instant a changé de ton et de parolle, et comme en se moquant a dit : Je ne le croy pas moy. « Tu mentiris? »

R. Je ne le crois pas par amour, et se tournant vers un jeune homme incogneu qui estoit proche, luy a dit : Tu ne le croys pas, toy. Ce qui a obligé le père de demander au jeune homme s'il estoit de la religion prétendue réformée, lequel a dit que oui. Le père a fait commandement au démon en ces termes : « Corruas ingenua ut adores tuum judicem. » Lors le Père fut interrompu par quelqu'un de la compaignie qui le pria de parler françois, en considération de ce jeune homme de la religion ; ce que fit ledit père. Mais le démon respondit qu'il n'en feroit rien, à quoy le père répartit que cela servoit à faire voir l'excellence de la langue dont se sert l'église romaine. Lors luy faisant commandement en latin, le démon obéist, se prosterna, fit des contorsions étranges, se renversant sur le dos, tournant les pieds et les mains, joignant les plantes des pieds avec les deux mains, sans toucher à terre que du ventre, la teste levée qui ne touchoit à terre, et la tournant de çà et de là avec des grimaces épouvantables ; et après en un instant au commandement s'est remise entièrement libre sur ses genoux, puis le démon s'estant retiré aux parties inférieures par le commandement de l'exorciste, on fit voir à ladite prieure estant revenue à elle ledit jeune homme de la religion prétendue réformée, et fut interrogée si elle le cognoissait, et répondit que non. »

Signé : ANGEVIN.

II. Nous avons dû nous étendre longuement sur la partie historique de cette épidémie, pour démontrer que la maladie des Ursulines ne fut qu'un prétexte pour conduire au bûcher un homme dont Richelieu voulait à tout prix se venger. Les circonstances et surtout les préjugés et l'ignorance de l'époque le servirent admirarablement. Que pouvait en effet répondre la victime à des accusations si précises, quand tous les médecins d'alors venaient assurer que cette maladie dépassait les bornes de leur science médicale. Rien, ou presque rien. Il se trouva cependant un médecin, Duncan, qui osa dire que les religieuses étaient malades. On lui conseilla de se taire et ce n'est qu'après la mort de Grandier qu'il put faire paraître son discours sur la possession de Loudun. Tous ses confrères, depuis le médecin du cardinal Pilet de la Ménardière (1) jusqu'à ces ignorants qui s'appelaient François Pidoux et Seguin (2), écrivirent des réfutations aussi embarrassées et aussi peu scientifiques que leur style était lourd et dépourvu de charmes.

Ces livres qui voulaient prouver le surnaturel dans cette affaire ne prouvèrent rien ; mais aujourd'hui ils sont intéressants à consulter parce que les minutieux rapports qu'ils nous donnent des convulsions peuvent permettre au médecin de leur donner, avec les progrès actuels de la science, une tout autre interprétation.

Un fait surtout nous a frappé dans cette épidémie de Loudun, c'est la grande analogie qu'elle a avec une autre épidémie hystéro-démonopathique, qui sévit en 1861, à Morzine (en Savoie).

Nous ne pouvons assurément dire que les causes productrices y furent les mêmes, mais la forme des symptômes et de la maladie fut identique. A Morzine comme à Loudun, les crises étaient plus fréquentes le jour que la nuit, et cela se comprend, quand on songe aux causes déterminantes nombreuses de la journée. A Morzine, « ces causes étaient, dit un témoin oculaire, le

(1) Démonomanie de Loudun.
(2) Exercitationes.

Dr Kuhn, la vue d'un prêtre, d'un médecin, d'un prétendu sorcier, de tout objet bénit, d'une croix, d'une médaille, d'un chapelet, les exercices religieux : la contrariété, la peur, la colère, les dérangements fonctionnels, les douleurs de toute espèce et surtout celles rapportées à la gastralgie si fréquente chez elles, la constipation, la mauvaise nourriture, la vue même des aliments, tout remède pharmaceutique ou réputé comme tel, les conversations roulant sur la possession, le seul mot de diable prononcé devant elle, les réunions, etc., etc. ».

A Loudun, le trouble des facultés intellectuelles et affectives, les actes de déraison, les phénomènes musculaires s'observaient surtout pendant et au moment de la communion. Presque toujours l'arrivée d'un exorciste suffisait pour bouleverser de nouveau le système nerveux de ces infortunées. A peine Satan était-il conjuré que l'on n'entendait plus que blasphèmes et imprécations (1).

C'est donc avec raison qu'un témoin oculaire a pu écrire « que les accès, les retours et les redoublements ne sont aulcunements réglez ; que les exorcistes les y font tomber à telles heures et aussi souvent qu'il leur plaist et quand quelqu'un les en prie pour se détromper, qu'ils les font pleurer quand ils veulent, en commandant au démon qu'il aye de venir adorer le Saint-Sacrement à genouls, avec tremblement de tout le corps, grincements de dents, etc. » (2).

Tous les écrivains du temps s'accordent à dire que les premiers symptômes de cette singulière affection, s'annoncèrent par des hallucinations. Si nous en cherchions l'explication peut-être la trouverions-nous dans

(1) Calmeil. De la folie.

(2) Lettre de N... à ses amis sur ce qui s'est passé à Loudun (ne se trouve qu'à la Bibliothèque nationale).

des causes d'ordre purement moral. Comme M. Brierre de Boismont, nous croyons que les hallucinations épidémiques telles que le vampirisme, les extases, les visions observées dans ces grandes maladies qui ravagèrent l'Europe au moyen âge, ne sont point susceptibles d'une autre interprétation. Dans ce cas, en effet, les hallucinations peuvent se transmettre par l'influence des idées éducatrices, sociales, par la force de l'exemple, par une véritable contagion morale, absolument de la même manière que des milliers d'hommes volent au combat à la voix d'un général célèbre, que les masses massacrent un malheureux sans défense, entraînées par les cris de quelques forcenés (1).

Mais à côté de ces causes morales, sources primordiales de l'hallucination, ne peut-on aussi invoquer l'état maladif manifeste chez la supérieure des Ursulines?

Dans un procès-verbal (2) que nous avons sous les yeux et signé Du Rogier docteur et Mannoury maistre chirurgien, nous lisons: « que la mère prieure a été traictée depuis deux ou trois ans pour un grand devoyement d'estomach qui l'a rendue tellement débille qu'à peine pouvait-elle cheminer. » Ne peut-on pas se demander si dans ce cas le centre gastrique n'a pas été chez la supérieure, outre les causes morales, le point de départ de ses hallucinations au même titre que l'utérus, comme nous le verrons plus tard, chez Claire de Sazilli, Anne de Baracé et Élisabeth Blanchard?

Quoi qu'il en soit, il est évident que les hallucinations

(1) Brierre de Boismont. Des hallucinations.

(2) Ce procès-verbal manuscrit et original se trouve à la Bibliothèque nat.

se sont toujours montrées très-fréquentes dans les épidémies d'hystérie. Le Dr Michéa cite comme exemple, celles dont furent atteintes les religieuses de Sainte-Élisabeth, à Louviers. A Loudun, ces hallucinations débutèrent par la supérieure, puis gagnèrent ensuite les autres Ursulines.

Voici comment survinrent ces visions (1) :

« Durant la nuit, reposant sur son petit mais très-chaste grabat, la mère prieure apperçeut un fantosme environné d'une telle quelle lumière rougeastre assez claire pour luy faire cognoistre celui qui se présentait à ses yeux, mais en quelque façon obscure pour lui pouvoir donner de l'effroi. Ce spectre s'approche d'elle, elle recognut à l'abord que c'estoit l'ombre de leur deffunct confesseur qui luy dict : «Ma fille, n'ayez point peur, je suis votre deffunct père qui viens vous visiter. Hélas, mon père, lui dict cette pauvre fille, que venez-vous faire icy ? En quel estat estes-vous ? Désirez-vous quelques prières ou autre chose de nous. Le spectre respond, ne vous mettez point en peine de moi, je suis en tel estat que désormais je n'ay pas besoin d'assistance de vos oraisons. Je viens icy pour vous consoler et enseigner beaucoup de choses que je n'ai pas eu le loisir de vous apprendre durant mon séjour en ce monde. J'ay des secrets à vous déclarer qui peuvent servir de règlement à vos actions.

Le lendemain le fantôme reparut,

« Et comme résolûment elle persistoit dans le dessein sans le sçeu et l'aveu de son confesseur, elle s'apperçent soudain d'un changement étrange en la personne qui parloit à elle. Ce nétoit plus la personne de son père confesseur deffunct, mais le visage et la res-

(1) Mercure François, t. XX.

semblance d'Urbain Grandier, qui changeant de propos aussi bien que figure lui parla d'amourettes, la sollicita par des caresses aussi insolentes qu'impudiques et la pressa de lui accorder ce qui n'estoit plus à sa liberté et que par ses vœux elle avait consacré à son saint époux. Aussitost elle se débat, personne ne l'assiste, elle se tourmente rien ne la console, elle appelle nul ne répond, elle crie personne ne vient, elle tremble, elle süe, elle invoque le saint nom de Jésus ».

Un fait constaté par M. le Dr Briquet, c'est que les hallucinations des hystériques roulent toujours sur les choses qui les ont frappées. Ainsi, à la supérieure « qui avait des passions fortes » (1), on a parlé de Grandier, elle ne l'a, il est vrai, jamais vu, mais on lui a dit la beauté du prêtre, elle a entendu parler de ses bonnes fortunes qui remplissaient la petite ville de bruit et de scandale, et dès lors, un mal mystérieux, indéfinissable s'est emparé d'elle. Ce mal a grandi dans le désœuvrement et le silence, ces plaies des cloîtres ; puis l'hystérie et le cortége de maux qu'elle traîne après elle sont venus achever de jeter la perturbation dans l'esprit et les sens déjà si troublés de cette malheureuse.

Dès lors elle a ajouté une croyance absolue à l'image, à la voix et aux sensations qu'elle a perçues. Aucune preuve tendant à détruire sa conviction n'a pu être fournie avec quelque espoir de la voir revenir de son erreur ; sa conviction est restée inébranlable, elle a vu Grandier, elle l'a entendu, elle lui a si bien parlé qu'elle réussit à faire partager à tous, juges et exorcistes l'illusion dont elle est la première victime.

Si nous ajoutons ici les procès-verbaux du Bailly, c'est

(1) Boudon. Vie du P. Surin.

pour montrer qu'aux hallucinations ont succédé de véritables convulsions.

« Aujourd'huy mercredi, vingt-quatre de novembre mil-six-cent-trente-deux, nous, Guillaume de Cerisay, escuier, sieur de Guérinière, bailly, juge ordinaire et presidial de Lodun, et les officiers soubzsignez, nous sommes transportez au couvent des religieuses Ursulines de cette ville de Loudun sur les huit à neuf heures du matin, estant assisté des commis de nostre greffier soubssigné, et ayant au préalable fait advertir maistres Daniel Roger, Vincent de Fos, Gaspard Joubert et Mathieu Fanton, docteurs en médecine, de se trouver audit lieu, où ilz seroient venuz peu de temps après nous, et leur aurions enjoinct de voir et considérer attentivement les religieuses qui leur seroient monstrées, afin de congnoistre s'il y a cause naturelle ou surnaturelle en leur mal ; ce qu'ilz ont promis faire et remis à recevoir leur serment lors de leur rapport. Ce faict, sommes entrez dans le chœur où ont accoustumé de chanter les religieuses, qui est séparé de l'autel par une muraille et grille, dans lequel lieu y avoit deux couchettes avec matelaz et couvertes. La supérieure dudict couvent a esté apportée audit lieu et mise sur une couchette vis-à-vis de la grille. M. Pierre Barré, prestre, a parlé quelque peu de temps à ladicte supérieure, puis a célébré la messe audit autel. Pendant la messe a eu ladicte supérieure plusieurs grandes convulsions, avoit les bras tournez et les mains aussi, et les doigts demi-fermez, tiroit la langue hors la bouche, avoit les joues fort enflées, il ne paroissoit des yeux quasi que le blanc ; a esté assistée durant cela d'aucuns prestres, religieux et religieuses, et y avoit grand nombre de personnes tant audit chœur qu'en la partie de l'Église qui est proche de l'autel. Après que ledit Barré a eu célébré la messe, est venu pour la communier et exorciser. Avant la communion, ledit Barré ayant le Saint-Sacrement en la main a dit : *Adora Deum tuum, creatorem tuum*; et plusieurs autres semblables paroles. Ladicte supérieure pressée a dit : *Adoro te*. Lors l'exorciste : *Quem adoras ?* par quelquefois, et ladicte comme forcée a respondu : *Jesus-Christus*. Sur quoy Me Daniel Drouyn assesseur à la prévosté a dit assez hault : Voyla un diable qui n'est pas congru. Lors l'exorciste changeant la phrase a dit : *Quis est iste quem adoras ?* Et elle a respondu : *Jesu-Christe*. Lors quelques-uns ont dict : Voyla de mauvais latin, et l'exorciste a répliqué : Elle a dit : *Adoro te, Jesu-Christe*. Depuis ladite supérieure sur quelques autres interrogatoires faicts par ledit Barré a dict en parlant de nostre Seigneur Jésus-Christ : *Est substantia patris*, Et Barré a dit : Messieurs, le diable est grand théologien. Barré a aussi demandé comment s'appeloit le démon qui estoit là. Et la supérieure avec convulsions et résistance l'a enfin nommé *Asmodée*. Puis il luy a demandé combien ilz estoyent de démons. Et elle a respondu : *Sex*. Nous aurions dit audit Barré qu'il enquist Asmodée combien il avoit là de compagnons, et il a dit : *Quinque*. L'avons requis que le prétendu démon eust à le dire en grec. Et ledit Barré l'en a adjuré par plusieurs fois ; mais la supérieure n'a rien respondu. Estant revenue de ses convulsions, avons dict audit Barré qu'il l'interrogeast si elle se souvenoit de ce qui s'estoit passé dans ses convulsions. Et luy ayant demandé, a dit ne se souvenir d'aucune chose. Avons répliqué qu'il sembloit néantmoins qu'elle se debvoit soubvenir de ce qui se passoit en l'entrée et commencement de sesdites convulsions, pour ce que par le rituel l'exorciste est adverty de demander les mouvements de l'esprit et du corps de la possédée dans l'instant de ses convulsions. Et lors elle a respondu qu'elle avoit envie de blasphêmer.

« L'on a faict après venir une petite religieuse qui s'est esclatée de rire en entrant dans le chœur, et a dit par plusieurs fois : Grandier, Grandier. Puis a dit : Vous ne faites tous rien qui vaille. Ledit Barré luy a voulu donner à communier ; mais elle continuant ses ris, et ne la jugeant pas assez préparée ne luy auroit donné la sainte communion. Puis l'on a faict venir la sœur laye mentionnée en nos procès-verbaux précédens, que l'on nous a dict s'appeler sœur Claire, et ainsi qu'elle entroit audit chœur a faict comme un hennissement. Et estant mise sur l'autre couchette auroit dit en riant : Grandier, Grandier, il en fault acheter au marché. Ledict Barré s'est approché pour l'exorciser, et elle a faict action de la bouche comme si elle eust voulu crachoter, a haussé le nez plusieurs fois, ce sembloit par mépris et dérision, a faict des mouvements lascifz, réitéré plusieurs fois une parole sale. Estant après conjurée par ledict Barré de dire le nom du démon qui la possédoit, a dit : Grandier ; et pressée davantage a nommé le démon Elimi ; a esté interrogée par l'exorciste quel nombre de démons il y avoit dans son corps, n'a rien respondu. Puis interrogée : *Quo pacto ingressus esset dæmon?* a dit *Duplex*. Avons aussy veu que ladicte sœur laye ayant esté piquée fortuitement au bras durant ses grandes convulsions, elle aurait dit : Ostez moy ceste épingle, elle me picque. Ladite sœur laye revenue à soy, et ledit Barré s'estant retiré d'auprès d'elle, Mᵉ Daniel Drouyn luy auroit demandé si elle se souvenoit de ce qui s'estoit passé durant ses convulsions, a dit qu'ouy, et que ledit Barré luy avoit fait beaucoup de mal. »

La minute originale est signée :

De Cerisay, Chauvet, lieutenant-civil, Charles Chauvet, Aubry, Daniel Drouyn, Thibault, commis-greffier.

« Et ledict jour sur les deux heures de relevée sommes retournez audit couvent, accompagnez du commis de nostre greffier et ayant esté quelque temps en la cour, s'y sont rendus les officiers soubsignez, puis sommes entrés plusieurs officiers et nombre d'autres personnes, en la chambre de ladite supérieure et avons dit qu'il seroit à propos que ladite sœur lay fust transportée en une autre chambre afin de n'être divertis par plusieurs objects, ce qui a été exécuté.

« A eu ladite supérieure encore plusieurs grandes convulsions comme à la matinée de ce jour; en l'une d'icelles ses pieds paroissoient crochus. Lui a ledit Barré fait plusieurs exorcismes et adjurations et a fait et fait faire beaucoup de prières, lui a demandé le nombre des démons qui estoient dans son corps et leurs noms. L'un d'iceux après beaucoup d'insistance et d'abjurations réitérées a été par elle nommé Achaos. Avons requis ledit Barré de lui demander si elle estoit possédée *ex pacto majori aut ex voluntate Dei*. Et elle a dict : *Non est voluntas Dei*.

« Puis il lui a demandé quel estoit le magicien, et elle a dict Urbanus. Il luy a après demandé si c'était Urbanus pape et elle a dit Grandier.

« Nous l'avons requis de lui demander *cujus esset* et elle a repondu *Pictaviensis*, puis demandé *cujus diocesis*, elle a répondu du Mayne. L'avons requis qu'il fit dire du Mayne en latin. Il l'en a plusieurs fois adjuré, mais ne l'auroit pu ou voulu, bien qu'elle se soit essayé par deux ou trois fois de parler, et a dit si, si, ou bien ti, ti, n'avons bien pu distinguer lequel des deux. Pendant un bon intervalle, qu'elle n'étoit point possédée, ledit Barré lui a remontré qu'il voulait qu'elle fust tourmentée pour la gloire de Dieu et voulait qu'elle donnast son corps au diable pour en être tourmenté comme nostre Seigneur avait donné le sien aux Juifs. Estant retournée en ses convulsions et ainsy voulions lui faire un interrogatoire ledit Barré aurait de lui-même demandé *Quare ingressus esset corpus puellæ,* et elle aurait répondu : *Propter præsentiam tuam*, et avons faict entendre audit Barré qu'il devait faire les interrogatoires que nous proposions et que si ladite supérieure pouvait bien cathégoriquement respondre à trois ou quatre de nos interrogatoires, qu'alors nous croirions sans difficultés que ce seroit une véritable possession. Ce qu'il nous a promis faire, mais les convulsions de ladite supérieure ayant cessé nous nous sommes retirés.

Signé : Cr. Cerisay de la Guerinière,
Louis Chauvet, etc.....

25 Novembre 1632. Le lendemain xxve desdits mois et an, nous bailly et juge susdict, nous sommes de rechef transportez au couvent des Ursulines sur les huit à neuf heures du matin, et y sommes entrez, accompagnez des officiers soubssignez et du commis de notre greffier. Nous a ledict Barré dit qu'il feroit les exorcismes dans le chœur; luy avons remonstré qu'il seroit bon qu'il n'y eust que la supérieure, afin de faire les choses avec plus d'attention et moins de divertissement; à quoy il s'est accordé. Ce faist s'en est allé célébrer sa messe en la chapelle dudict lieu, que nous avons entendue estant au chœur dans laquelle ladicte supérieure a esté apportée et mise sur la couchette où

elle estoit le jour précédent à la matinée, en même situation le rideau de la grille ouvert et tiré ; pendant la messe ladite supérieure auroit eu plusieurs grandes violentes et estranges convulsions, et semblables à celles du jour précédent. Durant l'une d'icelles elle auroit dit : Grandier, mauvais prestre sans estre interrogée ni exorcisée. Après que ledict Barré a eu célébré la messe est venu dans le chœur revestu de ses habits sacerdotaux, et ayant le Saint Ciboire en la main, et a protesté que son action estoit pure, pleine d'intégrité, sans passion ny mauvais dessein, a prié Dieu avec grand zèle, et ayant mis ledict Ciboire sur la teste, qu'il le confondist s'il avoit usé d'aucune male façon, suggestion ny persuation vers les religieuses en toute cette action. Ayant finy, le prieur des Carmes s'est avancé et a faist semblables protestations et imprécations ayant aussy le Saint Ciboire sur la teste, et que les malédictions de Dathan et Abiron tombassent sur luy, s'il avait péché ou avoit de la faute en cette affaire. Et a dict faire le serment tant pour luy que pour les religieux présens et absens. Ce faict ledict Barré s'est approché pour donner la communion à ladicte supérieure, laquelle a eu beaucoup de convulsions, et eu des mouvements très violents, s'est efforcée de prendre le Saint Ciboire pour le tirer et arracher des mains dudict Barré ; néantmoins a enfin communié avec grande difficulté, s'est essayée comme au jour précédent de rejetter la Sainte Hostie, a tiré la langue sur laquelle elle estoit, laquelle ledict Barré à repoussée avec les doigts, faict défense au démon de la faire vomir, a pris trois fois de l'eau sur ce qu'elle disoit avoir l'hostie au palais, puis à la gorge. Peu avant la communion, ainsi que Barré luy faisoit dire : mon Dieu, je vous donne mon âme, prenez-en possession ; elle n'avoit aucune difficulté à le prononcer, mais quand elle vouloit dire : prenez possession de mon corps, il sembloit qu'elle estoit empeschée ; et qu'elle avoit de grandes convulsions, et cela est arrivé par diverses fois. Dans les exorcismes, Barré a demandé au prétendu démon : *Per* quod pactum ingressus es corpus hujus puellæ ? Et elle a répondu : *Aqua.* Avoue, requit ledict Barré, que le démon dit le mot d'*aqua* en langue escossoise, afin que nous et les assistans puissions recognoistre qu'il n'y avoit aucune suggestion ; et avions choisy cette langue pour ce que le principal du collège de ceste ville à ce présent, et qui estoit fort proche d'elle, est escossois ; à quoy ledict Barré s'est accordé, disant qu'il luy feroit dire si Dieu le vouloit ; puis il luy a faict plusieurs et réitérez commandemens de répondre et dire ledict mot en escossois ; ce que ladicte supérieure n'auroit faict, ains auroit dit par deux ou trois foys : *Nimia curiositas.* Puis auroit dit : *Deus non volo.* Et ayant esté incontinent dit pour quelques-uns de la compagnie que c'estoit parler incongruement, et le démon exorcisé et adjuré de la part de Dieu de parler congruement, auroit encore répété lesdites paroles : *Deus non volo* ; en auroit ledit Barré dit que véritablement il sembloit qu'il y eust en cela de la curiosité. A quoi aurions répliqué que nous n'avions autre dessein n'y curiosité que de parvenir à la cognoissance de la vérité. Et lors ledict sieur Chauvet notre lieutenant auroit dit que telles questions se peuvent faire ainsi que l'on pouvoit apprendre du livre dudit Barré, contenant le rituel ou formulaire d'exorciser ; par lequel se voit que l'une des marques de vraye possession est de parler en langue estrangère et incogneue, comme encore de pouvoir dire les choses occultées et esloignées. Et lors ledit Barré luy a dit : ce n'est pas le démon ne les sache, mais il ne le veut pas dire ; que si vous voulez je luy feray présentement dire vos péchés. Sur quoy nostredit lieutenant luy auroit dit qu'il ne s'en souciait pas. Et lors ledit Barré se seroit tourné vers ladite supérieure comme pour luy en faire quelque interrogatoire, luy avons dit que cela n'estoit raisonnable ; à quoy il auroit répliqué qu'il ne l'avoit voulu, ny ne le voudroit faire. Après cela aucuns ont dit qu'il vauldroit mieux interroger ce démon en autre langue ; et aurions proposé la langue sainte ou hébraïque ; et Barré luy auroit commandé par diverses fois de dire le mot susdit en langue hébraïque ; n'a faict response là dessus, ains a dit seulement assez bas : ha, je renie. Un religieux carme qui estoit fort loing s'est escrié qu'elle avoit dit *Acha*, et que c'estoit un mot hébreux ; mais il est demeuré pour constant parmy ceulx qui estoient auprès d'elle qu'elle avoit dit ; ha, je renie. Et le prieur des Carmes a blamé son religieux de la susdite action. Pendant tout ce temps a eu plusieurs convulsions, et à l'une d'icelles s'est levée sur sa couche, sa teste estant soustenue par une religieuse, son corps aussi par quelques-uns qui estoient les plus près de sa personne, a élevé son bras vers la poutre ou soulive et ne touchoit, ainsi qu'aucuns nous ont certifié, que d'un pied à sadite couche. Ce qu'avons trouvé de plus estrange en ses plus grandes convulsions, est qu'après icelles elles ne paroissoit guère plus haulte en couleur ny plus emeue. Les grandes convulsions estant passées, elle auroit dit d'elle-même par deux fois : *Iniquitas justitiæ*, et à une troisième fois a dit : *Contra iniquitas justitiæ*. Ce faict nous nous sommes retirez. Signé : De Cerisay, Chauvet, lieutenant civil, Charles Chauvet, Aubry, Daniel Drouyn, Thibault, commis greffier.

« 25 novembre 1632.—Et ledict jour sur les deux à trois heures de relevée sommes retournez audit couvent, et y sommes entrez avec les soubsignez et ledit Thibault commis greffier. Avons esté quelque temps dans la court, et mesmes nous sommes promenez quelques tours en icelle avec ledict Barré, qui auroit dit audit sieur Chauvet nostre lieutenant en nostre présence, qu'il soustenoit de ce qu'il soustenoit maintenant ledit curé, vue qu'il avoit cy-devant informé contre luy : lequel luy auroit répliqué qu'il seroit encore prest de faire le semblable quand il y auroit matière de cela, mais qu'au faict dont il s'agissoit il falloit de cognoistre la vérité. Puis ledit Barré nous ayant tiré à part nous auroit dit qu'estant le premier officier de la ville issu de personnes de condition, et ayant de nombreux proches constituez en grades ecclésiastiques, nous devions incliner à la possession des dictes religieuses pour la gloire de Dieu et bien de la religion ; auquel avons dit que ferions ce qui seroit de justice. Et, là dessus nous sommes séparez et sommes montez en la chambre en laquelle ladite supérieure estoit le jour précèdent de relevée, et y avoit déjà grand nombre de personnes. Ledit Barré y seroit aussy venu incontinent, ayant le Saint Ciboire en main; et eu ladite supérieure plusieurs convulsions très-grandes. Et a ledit Barré interrogé le prétendu démon : *Per quod pactum ingressus es corpus puellæ ?* Et ladite supérieure a répondu : *aqua*. Puis il luy a demandé : *quis finis pacti ?* Et elle a respondu : *impuritas*. L'avons requis qu'il luy fist dire en grec : *Finis pacti impuritas*. A quoy elle a respondu : *Nimia curiositas* (1). Puis interrogée par ledit Barré de son mouvement : *quis attulit pactum?* Elle a dit : *magus*. Interrogée : *quale nomen magi?* Elle a dit : *Urbanus*. Interrogée : *quis Urbanus? est-ne papa?* A dit : *non*. Interrogée : *quis igitur?* a respondu : Grandier. Il lui a demandé ensuite : *cujus qualitatis?* Et elle a dit : *est curatus*. Avons requis ledit Barré de luy demander : *sub quo episcopo ille Grandier tonsuram accepisset*. Et elle a respondu : *nescio*. Et ledit Barré a dict que le diable pourroit ignorer cela. Puis avons demandé audit Barré qu'il l'interrogeast : *sub quo episcopo cenomanensi natus esset ille Grandier*. Et elle auroit seulement répété : *cenomanensi*, sans résoudre la question. Avons insisté et dit que demandions le nom de l'évecque, ne l'a peu ou vouloir dire. Après cela Barré luy a demandé de son mouvement : *quis attulit aquam pacti?* Et elle a dit *magus*, puis il lui a demandé : *qua hora?* Et elle répondu : *septima*. Il luy a demandé : *an matutina?* Et elle a dit *sero*. Il lui a demandé : *quomodo intravit?* Et elle a respondu : *januis*. Il a demandé : *quis vidit?* Et elle a dit : *tu es*. Sur quoy ledit Barré a prins subjet de dire, que le dimanche d'après que la supérieure fut délivrée de la seconde possession

(1) A Morzine, le diable, qui ne connaissait pas le latin, répondait : — Vous êtes trop curieux. « Une fois, rapporte le Dr Constans, on me conduisit chez une malade qui parlait arabe, en me prévenant que, comme elle était très-capricieuse, elle ne voudrait peut-être pas parler en ma présence. Elle eut sa crise, mais refusa sa langue favorite, en disant « que j'étais trop curieux ; » ce que toutes répondent souvent aux spectateurs qui ne leur paraissent pas disposés à les croire sur parole. (Dr Constans, Epidémie hystéro-démonopathique de Morzine).

du malin esprit, estant en la chambre de ladite supérieure avec M. Jehan Mignon, directeur et confesseur des dites religieuses, environ les sept heures du soir, où ils avoient soupé avec elle et un autre religieuse qui estoit indisposée, ladite supérieure leur avoir monstré l'un de ses bras mouillé de quelques gouttes d'eau, sans avoir apperceu que personne les y eut mises. Et lors le dit Barré auroit pris de l'eau bénite, et d'icelle lavé le bras mouillé et faict quelques prières, qu'incontinent après l'on auroit arraché par deux fois à ladite supérieure ses heures de ses mains, et icelles jettées aux pieds dudit Barré, lorsqu'ils estoient en prières. Comme encore auroit esté frappé un grand coup sur un petit banc qu'il nous a monstré et qui est proche du lict de ladite supérieure, et sur lequel elle a acoustumé de s'agenouiller. A quoy la dicte supérieure a adjouté qu'il lui fut aussi donné un soufflet, sans avoir néanmoins vue personne. Ledict Mignon ayant pris la parole a faict un assez long discours confirmatif du dire cy-dessus du dict Barré. Puis a fait en présence du saint sacrement plusieurs grands serments, l'adjurant à sa perte et condamnation en cas qu'il ne dist vray ; que comme leur directeur et confesseur il n'avoit usé d'aucune suggestion en ce qui se présentoit, et qu'ou il y auroit de la supposition, que non elle ne viendroit de luy. A rendu témoignage qu'il a toujours recogneu toutes les religieuses dudict couvent pour être fort sages, pieuses, bien vivantes, et procédant avec candeur et intégrité ; que de sa part aussi il n'avoit animosité contre personne. Barré a demandé à la dite supérieure si elle entendoit bien ces mots latins : *sub quo episcopo cenomanensi natus esset*. Et elle a juré en présence du saint sacrement qu'elle n'entendoit ces mots ny le latin. Ce faict ledit Barré a dict qu'il estoit temps de se retirer, et que demain il chasseroit les diables ; a exhorté un chacun à se confesser et à communier. Signé : de Cerisay, etc. »

Et advenu le vendredy xxvj novembre, ondit an servient veuuz sur les sept a huict heures du matin pardevers nous, les medecins par nous nommés et mentionnez es actes du xxiiii de ce mois. Lesquelz nous auroient dit estre prestz de rendre leur rapport suivant l'injonction que leur en aurions faict, lequel avons receu, apres avoir pris d'eux le serment au cas requis, et ordonné que l'acte de leur dit rapport demeurera attaché es presentes pur y avoir recours quand besoin sera. Et peu de temps après nous serions transportéz au couvent desd. Urselines et sommes entrés en la seconde court d'iccluy avec les autres officiers et le commis de notre greffier soubsignés. Et aurions incontinent faict advertir ledict Barré de notre venue, et qu'estimions qu'il seroit a propos que la superieure fust exorcisée separément des autres, afin de pouvoir vaquer soigneusement à l'affaire et avec ordre ; et suivant notre intention ladite superieure auroit esté descendue de sa chambre et mise dans le cheur sur sa couche comme es matinées precedentes ou en notre presence et de grande multitude de peuple, ledit S. Barré auroit procedé, et premierement aurait exorcisé le pretendu demon de recongnoistre la realité du corps de Notre Seigneur et icelle confesser, ce qu'il auroit faict après plusieurs grandes et violentes convulsions, et se seroit levée sur sa couche comme es jours precedens estant soustenue par dessoubs la teste par quelques personnes et aussi par le corps ; l'auroit enfin ledit Barré faict communier avec les mesmes difficultez et repugnance qu'es jours precedens.

Apres la communion auroit eu un peu plus de quietude et ainsi qu'estions tous a genoux pour la reverence du Saint Sacrement avons apperceu un jeune homme, fils du nommé Dessentiers, qui n'ostoit son chappeau auquel avons enjoinct de se tenir decouvert, ou sortir dudict cheur. Et lors lad. superieure a dit: Il y a icy des huguenots. Ledit Barré luy a demandé combien; et elle a respondu: deux, bien qu'il y en eust beaucoup plus grand nombre. Et y avons veu entre autres M. Abraham Gaultier conseiller, un de ses frères et quatre de ses sœurs, M. René Fourneau eleu, Me Pierre Angevin procureur et ledit Des Sentiers. Luy a aussi ledit Barré demandé si elle entendoit la langue latine. Et elle a respondu que non. Il luy a dit qu'elle jurast cela sur le Saint-Ciboire. A quoy elle a respondu. Mon père vous me faites faire de grands sermens: je crains que Dieu m'en punisse. Et il luy a dit: ma fille, il fault juré pour la gloire de Dieu. Et a, ladite superieure fait le serment requis.

Aucuns ont dit qu'elle interpretoit le catechisme aux petites filles. Et elle a dit n'avoir jamais interpreté que le *Pater*, *Ave* et *Credo*: puis a eu de grandes convulsions, dans icelles ledit Barré auroit demandé en françois au demon qui l'avoit introduit dans le corps de ladite superieure: elle a dit Urbain Grandier. Il luy a demandé qui il estoit et elle a respondu: Curé de Saint-Pierre du Marché. Lors avons requis ledit Barré qu'il eust a l'interroger en quel lieu ledit Grandier estoit a l'heure presente, ce que ledit Barré ayant faict elle a dit qu'il estoit en la grande sale du chasteau de cette ville. Avons dit que cela se trouveroit faux; pource que ledit curé estant venu en notre maison sur les huict heures du matin pour nous presenter une requête, nous luy aurions enjoinct de se tenir en une maison que luy avons designée, afin de recognoistre au vray par cette espreuve, ce qui estoit de la pretendue possession, sans en venir au sequestre, qui seroit une voye plus mal aisée a pratiquer en des religieuses. Pour donc esprouver la faulceté de la susdite response et que ledit curé n'est en la grande sale du chasteau et n'y a esté il y a pus de deux heures, avons dit audit Barré qu'ils choisist telz des religieux presens qu'il voudroit pour aller audit lieu et faire exacte perquisition de cela avec un des officiers presens et aucuns des commis de nostre greffier, ce que ledit Barré auroit approuvé. Et pour l'effet susdit ont esté deputez, M. Charles Chauvet, notre assesseur; le prieur des Carmes, assisté de l'un de ses religieux; MM. Ismael Boulliau et Pierre Thibaud, commis de notre greffier, qui se sont acheminez audit chasteau avant le partement des dessusdits, avons mis entre les mains de nostre dit assesseur un billet ou memoire contenant le lieu ou ledit Grandier devoit estre de notre ordonnance verbale, scavoir: la maison de messire Charles Maurat, prestre chanoine de Sainte-Croix, demeurant près ladite eglise. Après qu'ils on esté partis, a ledit Barré fait plusieurs exorcismes pour faire entrer ladite superieure en convulsion et faire parler son pretendu demon. Et pour cet effect ont esté chantez des hymnes sans quelle aye entré en aucune convulsion durant demie heure ou environ qu'avons encore demeuré la, ains est tousjours demeuré toute estonnée et esperdue, depuis qu'avons contredit et argué de faux sa response cy dessus.

Ledit Barré a proposé de faire apporter audit cheur la sœur Laye, afin que l'un des demons peust exciter l'autre ainsi qu'il disoit: luy avons repliqué que cela pourroit apporter du trouble et de la confusion pendant laquelle l'on pourroit suggérer quelque chose a ladite superieure sur ce qui estoit proposé ; qu'il falloit attendre le retour de ceux qui avoyent esté deputez. Au prejudice de quoy neantmoins auroit esté ladite sœur laye apportée dans ledit cheur, ce que voyant nous nous serions retirez avec la plus part des autres officiers tesmoignant tout hault lors de nostre partement qu'estions touchez du ressentiment d'une tant injuste et inique procedure. Et estant sortis hors du cheur de ladite eglise, avons rencontré dans la court ceux que nous avions deputez pour la susdite perquisition et appris par leur bouche qu'ils se seroient acheminez audit chasteau et qu'a l'entrée d'iceluy ils auroient trouvé madame d'Armagnac qui s'en alloit aux champs et s'acheminoit après monsieur le Gouverneur son mari, que l'on emportoit dans un brancart a cause de son indisposition, qu'ils luy auroient demandé si ledit Grandier, curé de Saint-Pierre estoit dans le chasteau, et qu'elle leur auroit dit que non, qu'il y auroit environ de trois heures qu'il seroit venu prendre congé dudit Gouverneur son mary, s'en seroit party incontinent et ne l'avoir veu depuis luy, depuis luy auroient demandé qu'ils peussent faire perquisition de sa personne, ce qu'elle auroit consenty, et pour cet effect seroient entrez en la grande sale dudict chasteau et chambres voisines, et ne l'auroient trouvé. Que de la ils seroient venuz en la maison dudit Messire Charles Maurat qui est fort esloignée dudit chastel dans laquelle maison ils l'auroient rencontré en la compagnie dudit Maurat, du père Verret religieux, confesseur des religieuses de Gaisne, du nommé Coustis, medecin, de maistres Mathurin Rousseau et Nicolas Benoist, prestres chanoines dud. Sainte-Croix. Qu'ilz avoient appris des dessus dits qu'il y avoit plus de deux heures qu'il estoit dans ladite maison, ce faict, est ledit prieur rentré dans le cheur, et nous sommes montés au palais accompagnés de nosditz lieutenans et assesseurs et y avons tenuz notre audience environ de trois quarts d'heure. Avions esté peu de temps en icelle lorsque ledit maistre Abraham Gaultier conseiller seroit venu qui nous auroit rapporté qu'après nostre partement dudit couvent il auroit encore pris quelques convulsions a ladite superieure et que durant icelles un religieux carme l'ayant derechef interrogée ou estoit ledit Grandier, elle auroit respondu qu'il se promenoit avec nous dans l'eglise de Saincte Croix, qui est proche de la maison dudit Maurat, laquelle response auroit donné subjet a monsieur de Canaye, Sr de Grand Fonds, conseiller au grand conseil et M. Jehan Cesuet, conseiller a ce siege, de rechercher si elle se trouveroit plus veritable que la precedente, et pour cet effect se seroient acheminez en ladite église et ne nous y aiant trouvé auroient eu la curiosité de venir jusques au palais pour estre plus certains de la vérité, et s'estans particulièrement enquis auroyent sceu que depuis qu'estions sortis du couvent des Urselines, n'avions veu ny parlé audit Grandier, ains estions montés droict au palais sans nous estre divertis ailleurs ; donc et de ce que dessus avons dressé le present procès verbal pour valoir ce que de raison. Faict a Lodun, les jours et an que dessus, signé De Cerisay, Chauvet, lieutenant civil, Charles Chauvet, Gaultier Aubry, Cesuet, Daniel Drouyn, Thibaud, commis greffier.

Et le Mercredy, premier jour de Decembre du dit an, Nous Bailly et juge susdit estant accompagné de Me Louis Chauvet, Me lieutenant civil ; Me Charles Chauvet assesseur et Me Paul Aubry, lieutenant à la prevosté et dudit Thibaud, commis de nostre greffier, nous sommes transportez sur les huict a neuf heures du matin au couvent desdites Ursulines ou ayant frappé plusieurs fois à la porte, seroit enfin venue à icelle l'une des religieuses, à laquelle aurions faict entendre nostre nom et qualité, et que desirions entrer. A quoy elle nous auroit respondu que n'entrerions pas, et que leur estions suspect à cause qu'avions dit que la possession des religieuses dudit couvent, estoit non véritable. Luy avons dit qu'elle fist venir pardevers nous ledit Barré, ce qu'elle auroit faict, et seroit venu revestu de ses habits sacerdotaux. A quoy a esté present le sieur Marescot aumosnier de la Roine. Avons dit audit Barré que l'on nous avoit refusé l'entrée, que c'estoit contre l'ordre donné par le sieur evesque de Poitiers. Il nous a dict que pour luy il n'empeschoit pas que nous entrassions, et luy avons repliqué qu'estions prests d'entrer pourveu qu'il voulust faire deux ou trois interrogatoires au prétendu demon sur la matière et conformement au rituel que nous luy proposerions sur le lieu, et que si le demon y respondoit, lors nous croirions la possession, qu'il ne devoit refuser cette espreuve en présence dudit Sr Marescot envoyé par la Royne pour s'enquerir de la vérité, afin d'oster par ce moien les soupçons de tromperie et de suggestion. A dit qu'il le feroit s'il luy plaisoit. Luy avons repliqué qu'il ne pouvoit *desnier cela s'il procede* avec sincerité et candeur. Qu'au reste ce seroit faire grande injure a Dieu de luy vouloir donner gloire par un faux miracle et seroit faire tort à la religion d'authoriser ses veritez par des impostures. Qu'il estoit aujourd'huy au pouvoir dudit Baré de faire discerner le vray d'avec le faux par les formes et en nostre presence.

A dit qu'il scait sa charge, est homme de bien, et qu'au dernier jour que fusmes audict couvent nous en retirasme avec emotion. Luy avons dit derechef, qu'il devoit faire aucuns des interrogatoires ainsi et en la manière que l'en avions desja requis ; ne la voulu promettre, a l'occasion de quoy nous sommes retirez. Et avant que partir dudit lieu avons faict comme autrefois audit Barré et tous autres tres expresses inhibitions et defenses de faire aucun interrogatoire, question ny demande qui puisse tourner à la diffamation d'aucun, peine d'estre declaré perturbateur du repos public, et procedé contre luy comme tendant à sedition et émotion populaire. A dit qu'il ne recognoist point nostre jurisdiction. Dont et de tout ce que dessus avons dressé le present procès-verbal pour valoir en temps et lieu ce que de raison. fait à Lodun, le jour et an susdits, signé : De Cerisay, Chauvet lieutenant, Chauvet, Anbry, Thibaud, commis greffier.

« Nous, docteurs en médecine, soubsignez, demeurant en cette ville de Loudun, et nous Vincent de Fos, docteur en médecine, demeurant en la ville de Chatellerault, estant de présence en ceste dite ville, certifions à tous qu'il appartiendra qu'ayant esté mandez mardi, dernier XXIIIe de ce mois par M. le bailly de ceste dite ville et MM. les officiers pour nous transporter au couvent des Ursulines pour examiner quelques religieuses dudit couvent soupçonnées d'estre possédées, et de faict nous y sommes transportez et avons veu, en la personne de celle qu'on nous a dict estre la mère supérieure et aultres religieuses des mouvements convulsifs, après lesquels mouvements mondit sieur le bailly et MM. les gens du Roy, nous ont appelés en la cour dudit couvent, et nous ont sommés verbalement de leur dire et déclarer ce que nous croyons de ces mouvements. A quoy avons tous d'un commun accord respondu que nous ne pouvions asseurément ny en conscience, pour une seule visite les rendre certains de la cause de tels mouvements, si premièrement ils ne nous permettoient de voir plus particulièrement les dites religieuses et qu'il leur plaise nous permettre, pour en avoir l'entière et pleine cognoissance de demeurer tous en corps quelques jours et nuicts avec les dites religieuses, en présence de MM. les magistrats et religieux qu'il plaira à mondit sieur le bailly, d'ordonner afin que tous ensemble nous puissions juger de l'affaire. Davantage qu'elles ne fussent alimentées ny médicamentées par personne que par nous mêmes. Que personne ne parle d'elles qu'à voix haute et en présence de tous, ne touche auxdites religieuses ayant lesdits mouvements que nous autres et en la présence de tous. Au moyen de quoy nous rapporterons fidèlement et au vray ce que nous remarquerons auxdites religieuses.

« Fait à Loudun, soubs nos seings, le xxve jour de novembre, l'an mil six cent trente deux. Signé. Vu : Rogier, Vincent de Fos, Joubert, M. Fanton. »

Si nous avons tenu à publier ces procès-verbaux du bailli qui était un de ceux qui n'ont jamais cru à la possession, c'est que la lecture de ces documents est loin de nous faire penser au surnaturel dans cette affaire. Ces rapports faits consciencieusement par le premier magistrat de la ville qui n'avait aucun motif de ne pas croire à la possession, puisqu'il était bon catholique, doivent être acceptés par nous comme l'expression de la vérité. Nous avons démontré suffisamment, en traitant l'historique de cette affaire, que Laubardemont avait tout intérêt à falsifier les procès-verbaux. Nous n'avons donc accepté que sous toutes réserves ces rapports manuscrits qui sont à la Bibliothèque nationale, et dont la plupart sont écrits de sa main. Certains faits y sont complètement dénaturés, et d'autres ont été reconnus de tous points faux. Or, la mauvaise foi de ce juge, qui est une des hontes de la magistrature, l'exécration publique dont tous ses contemporains l'ont unanimement flétri, sa révoltante partialité dans cette affaire, nous l'ont fait mettre en suspicion, et nous n'avons accepté comme vrais que les faits reconnus tels. En agissant ainsi, nous nous sommes souvenu de la définition qu'Hippocrate donne du médecin : « Le médecin doit avoir un esprit tranquille, l'âme élevée, être éloigné de tout ce qui tient de la superstition, parce qu'il est impossible d'être superstitieux et de voir le vrai. »

D'après ces rapports, nous voyons que, sous l'influence du traitement par les exorcismes, la supérieure a eu une attaque d'hystérie (1).

Nous avons vu, en effet, que la supérieure souffrait depuis longtemps de maux d'estomac ; en outre, chez

(1) L'état des convulsions de la Mère prieure a un tel rapport avec celui d'une des femmes de Morzine, citée par le Dr Kuhn, que nous ne pouvons mieux faire que de le rapporter.

B. S. est âgée de 21 ans, célibataire, d'un tempérament lymphatique et nerveux. Pas d'aliénés dans sa famille ; se plaignait surtout de maux d'estomac. Les digestions étaient pénibles. C'est vers la fin de 1860 que cette fille a eu les premières crises, époque à laquelle la maladie a pris des proportions croissantes de jour en jour.

Elle rapporte ses douleurs d'estomac à la présence de quatre démons qu'elle entend en outre parler en elle, et lui conseiller de s'en aller. La crise chez cette fille est subite, sans prodromes, avec perte de connaissance et de la sensibilité.

elle, les convulsions sont subites, sans prodromes, et il y a perte de connaissance puisqu'elle ne se souvient de rien.

Chez sœur Claire, au contraire, l'attaque prélude par des éclats de rire sans motifs, une loquacité incessante, de l'agitation intellectuelle, voire même des hallucinations. Chez elle, on observe des mouvements désordonnés de tout le corps, parmi lesquels le spasme cynique, bizarre phénomène auquel, comme le fait judicieusement remarquer M. Courty, « les jeunes filles les plus ignorantes des choses de l'amour imitent les élans les plus fougueux de la volupté. » Chez la sœur Claire la sensibilité est parfaitement conservée, car, « ayant été picquée fortuitement au bras durant ses grandes convulsions, elle auroit dit : Ostez moy ceste épingle, elle me picque. »

Comme on le voit, dans ces différentes formes de convulsions hystériques, on peut observer des troubles de la motilité et de la sensibilité. Pour la sensibilité, ce sont tantôt des hyperesthésies, tantôt des anesthésies. Les sens, surtout l'ouïe, peuvent atteindre quelquefois une subtilité extrême.

Quant à la langue latine que ces religieuses parlaient dans leurs convulsions, sans jamais l'avoir apprise, c'est une fraude qu'il nous sera facile de démasquer.

D'abord la supérieure connaissait le latin; les autres n'ont jamais répondu qu'en français aux questions qu'on leur adressait, il est vrai, en latin, et encore leurs réponses ne correspondaient-elles pas toujours exactement avec la question. « Mais on sçait, dit Grandier dans son Factum, que la de Coze (la supérieure) l'a appris (le latin) estant petite et mesme l'interprète, faisant quelque catéchisme ; pour les aultres elles en entendent quelques mots, selon l'instruction qu'on leur donne. »

Un témoin, partisan fanatique de la possession, qui a écrit une relation de ce qu'il a vu à Loudun, dit ceci : « J'advoue ingénuëment que je n'ay point vu ces signes là et plusieurs m'ont dict que le pacte du Magicien, à ce qu'ils ont appris des responses faites aux exorcismes, estoit à condition que ces marques là ne paroitroient point en cette possession. »

Il est vrai, continue le narrateur, que les religieuses ne parlent point un langage étranger, mais c'est assez qu'elles l'entendent.

« Outre cela l'on asseure qu'elles ont répondu à des paroles grecques, voire à quelqu'un qui leur parlait turc ; et monsieur de Launay de Razilly m'a protesté qu'ayant abordé l'une d'elle en langue du *Topinamboux* (?), elle lui répondit parfaitement (1). »

Pour ce qui est des réponses aux questions faites en grec et en topinamboux (?), elles ont pu très-bien s'adapter à la pensée exprimée par celui qui interrogeait. Or, personne n'ignore que dans cet état les malades ont une perspicacité, une mémoire, une facilité de conception, une acuité de sens vraiment extraordinaire. Quelques-unes ont prononcé dans leurs interrogatoires quelques monosyllabes latins. L'explication de ce fait nous paraît bien simple : car n'est-il pas très-naturel de penser que ces religieuses, sachant de quoi on leur parle, alors surtout qu'on les exorcise, répondent avec assez d'à-propos, puisqu'elles connaissent d'avance dans cette langue la réponse prêtée au démon. Ne pouvons-nous pas aussi admettre que dans cet état,

(1) Lettre de N... à ses amis sur ce qui s'est passé à Loudun (1634).

douées d'une mémoire aussi prodigieuse, ces filles, constamment occupées à chanter en latin, ont pu en retenir quelques mots? Quant aux langues étrangères, nous avons vu ce qu'il fallait en penser.

Le procès-verbal du bailli est là pour nous édifier à ce sujet.

Mais un fait que nous ne pouvons omettre de mentionner, c'est le phénomène de prévision cité au procès-verbal de la question et de la mort de Grandier : « Pendant que le Père Elisée, capucin, exorcisoit sœur Claire, religieuse Ursuline, laquelle ou le diable par elle avait dict ces mots : Ha! mon pauvre maistre! lequel elle nomma depuis Urbain Grandier, on le brûle! et peu après auroit dit : le voilà qu'il vient de tomber comme cela; s'étant la dicte sœur Claire, ou le diable par elle laissé tomber du costé senestre, et déclarons nous lieutenant criminel et commissaire susditz, que nous avons veu tomber ledict Grandier du côté senestre, etc., etc. »

La prévision, objet d'attaques et de défenses passionnées, a été observée dans des circonstances si curieuses et sur des témoignages si respectables, que l'impartialité nous fait un devoir de rapporter cet exemple. Certes, nous n'ignorons pas que le médecin doit se tenir en garde contre la réalité de certains faits, et les soumettre à un examen sévère. Mais comme on peut établir que les faits de clairvoyance, de seconde vue, bien constatés, rentrent dans le domaine des phénomènes nerveux, ne pourrait-on pas admettre que la puissance de la volonté parvienne à produire un véritable état hallucinatoire, à l'aide duquel la faculté de perception pourra atteindre des limites vraiment extraordinaires?

Après plusieurs exorcismes faits en présence de toutes

les religieuses, la communauté entière est prise du même mal. C'est qu'un élément tout puissant pour la production de ces attaques hystériques est intervenu, nous voulons parler de l'imitation. Le moyen âge avec ses épidémies de dansomanie, de sorcellerie et de possession est tout rempli de ces faits. C'est partout, à peu de choses près, la même répétition, le même enchaînement de faits. Un commence, puis un second, et le mal finit par gagner les assistants. L'imitation est en effet une véritable contagion, « une contagion qui a son principe dans l'exemple même, comme la variole a son contage dans le virus qui la transmet ; et, de même qu'il existe dans l'intimité de notre organisation des germes de maladies, qui n'attendent, pour se développer, que la plus légère cause, de même il est en nous des passions qui sommeillent dans l'exercice de la raison et qui peuvent s'éveiller par ce seul fait de l'imitation. » (Jolly, *De l'Imitation*, *Annales médico-psychologiques*.)

« La vue des angoisses d'autrui, dit Montaigne, m'angoisse matériellement, un tousseur continuel irrite mon poumon et mon gosier. »

L'épidémie hystéro-démonopathique de Morzine en Savoie, n'a-t-elle pas suffisamment démontré combien l'imitation conserve d'influence sur les organisations maladives. Tous les médecins qui ont parlé de cette singulière affection, s'accordent à dire qu'elle fut le résultat de pratiques religieuses faites en commun.

A Loudun, du jour que les exorcismes se firent dans les principales églises de la ville, plusieurs filles séculières qui étaient venues en curieuses assister à ce spectacle, prirent bientôt les germes du même mal. Ce qui montre combien la réaction des effets nerveux se fait sentir sur les êtres maladifs.

Pilet de la Ménardière nous a laissé une très-curieuse liste des religieuses et des séculières qui furent ainsi possédées ou maléficiées. Il nous indique nettement la place occupée par les démons. En effet, ces filles ressentaient dans la tête, dans l'estomac, dans la région du cœur, vers le front ou la tempe des sensations d'une nature particulière, que leur imagination leur faisait transformer en diables..

Ces points douloureux, comme nous le verrons, siégeaient sur toutes les parties de la surface cutanée, dans tous les viscères ; d'où névralgies intercostales, migraines, clous hystériques, hépatalgie, gastralgie, etc., devenant le point de départ d'hallucinations spéciales.

Liste des Religieuses possédées ou maléficiées.

« Sœur Jeanne des Anges supérieure est possédée par sept diables dont trois furent chassés le samedy 20 May 1634 et firent pour gage trois ouvertures en son côté droit. Les quatre autres sont Léviathan qui a sa résidence aû milieu du front, Béhérit, sa résidence en l'estomac, Balaam à la 2e coste du costé droit, Isaacaron a sa résidence sous la dernière coste du costé droit.

Sœur Louise de Barbeziers de la maison de Nogeret a deux démons Eazaz des Dominations qui a sa résidence au-dessous du cœur, et le second, Caron des Vertus, qui a sa résidence au milieu du front.

Sœur Jeanne, sa sœur, n'a qu'un démon nommé Cerbère des Principautés, qui a sa résidence au-dessous du cœur.

Sœur Agnès (Anne de la Motte-Baracé) a quatre démons, Asmodée des Throsnes qui a sa résidence au-dessous du cœur, le deuxième Béhérit des Throsnes en l'orifice de l'estomac, le 3e Achaos des Archanges à la tempe gauche, et enfin Achaph des Puissances au milieu du front.

Sœur Claire de Sazilli a huit démons : Le 1er Zabulon des Throsnes au milieu du front, le 2e Nephthali des Throsnes au bras droit, le 3e est un diable nommé *Sans fin,* autrement Grandier des Dominations, qui a sa résidence à la 2e coste du costé droict, le 4e Elimi des Vertus au costé de l'estomach, le 5e est l'ennemy de la Vierge des Chérubins, il a sa résidence au-dessous du col ; le 6e Pollution des Chérubins a sa résidence au-dessous du cœur, le 7e Verrine des Throsnes a sa résidence à la tempe gauche, le 8e Concupiscence des Chérubins à la tempe droite.

Les austres religieuses, quoique possédées, n'ont pu dire le lieu de la résidence des démons.

Religieuses maléficiées.

Sœur Séraphique a un maléfice en l'estomach qui est une goutte d'eau gardée et conservée par Baruch et, en son absence, par Carreau.

Sœur Anne Escoubleau a pour maléfice une feuille de Vinette gardée dans son estomac par Elymi. Sa sœur a un maléfice d'une prune de damas violet aussi gardée par Elymi dans son estomach.

Séculières possédées.

Elisabeth Blanchart a 6 démons. Le 1er Astaroth qui est des Anges, a sa résidence sous l'aisselle droite ; le 2[e]

Béelzébuth des Archanges réside sous l'aisselle opposée; le 3e Charbon d'Impureté réside sur la hanche gauche; le 4e Lion d'enfer des Archanges réside sous le nombril; le 5e Péron des Chérubins, sous le cœur; et le 6e Maron Chérubin réside sous la mammelle gauche.

Françoise Fillâtreau, 4 démons : Sonnillon des Throsnes qui réside dans le cerveau à la partie antérieure; Jabel des Archanges qui va et vient par toutes les parties du corps; Buffetison des Puissances au-dessous du nombril; Queue de chien des Archanges en l'estomach.

Séculières maléficiées.

Magdeleine Béliard a trois feuilles de roses gardées dans l'estomach.

Marthe Thibault a une goutte d'eau gardée dans l'estomach par Béhémot. »

Si un homme qui a eu une grande réputation dans son temps, puisqu'il devint médecin du cardinal de Richelieu, n'avait écrit une pareille page, nous n'aurions jamais osé la citer dans cette thèse. Ce que l'on vient de lire peut donner une idée de la science médicale de cette époque.

Un fait qui domine dans cette épidémie hystéro-démonopathique de Loudun, c'est l'érotomanie, cette exagération des manifestations affectives de l'âme. Une seule religieuse, la sœur de Claire de Zazilli nous offre un exemple de nymphomanie, c'est-à-dire de cette excitation génésique qui porte aux rapprochements sexuels ou aux pratiques les plus honteuses de l'onanisme.

« Il est seulement, à remarquer, lisons-nous dans

l'extrait des preuves du procès, que toutes ces religieuses tant libres que cloîtrées ont eu un amour fort déréglé pour l'accusé ; la mère prieure en fut tellement troublée qu'elle ne parlait plus que de Grandier, qu'elle disait être l'objet de toutes ses affections et lequel ainsi que toutes les autres religieuses elle a vu souvent approcher de son lit, comme elle lui a déclaré lorsqu'elle a été confrontée avec lui, lui ayant soutenu, comme sept ou huit autres, que c'était lui-même qui s'était souvent présenté à elle ; où il ne faut pas oublier que toutes ces religieuses, en rendant leurs dépositions, à la prononciation du nom de Grandier, étaient surprises de troubles et de convulsions et à la confrontation où les médecins ont été présents pour reconnaître ce qui se passerait de remarquable, elles ont été violemment agitées, aussi bien que toutes les autres séculières qui se disaient aussi passionnées d'amour pour lui. »

Trois femmes de la ville, oubliant la réserve de leur sexe, eurent l'impudence de venir déposer : « la première qu'après avoir reçu la communion de l'accusé, il la regarda fixement pendant cette action, elle fut incontinent surprise d'un violent amour pour lui, qui commença par un petit frisson par tous ses membres. L'autre dit qu'ayant été arrêtée par lui dans la rue, il lui serra la main, et qu'incontinent elle fut aussi prise d'une forte passion pour lui. L'autre dit que pour l'avoir vu à la porte des Carmes où il entrait en procession elle éprouva des mouvements déréglés dans son âme et dans son corps, ces personnes étant d'ailleurs fort vertueuses et en très-bonne réputation (1). »

Mais chez la sœur Claire de Sazilli la fureur des

(1) Extrait des preuves de Laubardemont.

sens semble avoir atteint son apogée. Cette fille vouée à la chasteté et qui devait être fort ignorante des choses et du langage de l'amour scandalisait tous les assistants par son impudicité. Elle parlait, pour nous servir de la pittoresque expression de M. Michelet, couramment les langues de Sodome.

« Un jour, elle fut si fort tentée de coucher avec son grand ami, qu'elle disait être ledit Grandier, que s'étant approchée pour recevoir la communion, elle se leva soudain et remonta dans sa chambre où ayant été suivie par quelqu'une des sœurs, elle fut vue avec un crucifix dans la main dont elle se préparait !.... »

Le reste ne se raconte pas.

Dans ses convulsions elle prenait les postures les plus lascives. Le corps de sœur Claire, dit l'auteur de la Démonomanie, Pilet de la Ménardière, ploye comme une lame de plomb et se renverse de tous côtés même hors de son équilibre. Lorsque le démon la possède, il lui *ouvre les cuisses* de telle sorte que le périnée touche contre terre (1)

« Vidimus Claram e perineo tanquam ex hemicyclo sedentem et internis femorum ingeminumque partibus adplicatissimam ; quasi tota illa corporis moles quæ ab utroque ischio ad pedes usque protenditur nullis nervorum aut ossium compagibus adnexa merus foret musculus aut mera caro. »

Dans l'épidémie de Morzine, qui a une si frappante similitude avec celle de Loudun, le diable était beaucoup plus réservé.

« Contrairement à ce qui s'est vu souvent dans des cas analogues, aucune idée érotique ne se mêle ou ne

(1) Extrait des preuves de Laubardemont.

paraît s'ajouter à l'idée démoniaque. J'ai même été frappé de cette particularité, parce qu'elle est commune à tous les malades. Aucune ne dit le moindre mot ou ne fait la moindre geste obscène, dans leurs mouvements désordonnés jamais elles ne se découvrent, et si leurs vêtements se relèvent un peu quand elles se roulent à terre, il est très-rare qu'elles ne les rabattent presqu'aussitôt après (1). »

Mais un symptôme qui caractérise très-nettement cette épidémie, c'est la simulation. Pour ces filles, en effet, tromper ceux qui les entourent est une véritable passion. Elles y emploient toutes les ressources de leur imagination ; elles y mettent une ténacité et une persévérance vraiment incroyables. Il y a chez elles une telle perversion des sentiments, que les accusations les plus monstrueuses leur semblent toutes naturelles. Les faits par elles articulés sont si précis qu'elles parviennent à surprendre la bonne foi et la crédulité de ceux qui assistent à leurs dépositions.

Au besoin elles feront des faux. Tous ces pactes, en effet, que ces malheureuses ont composés, et qui ont servi à établir les bases de l'accusation de sorcellerie, sont l'œuvre de leurs sens en délire.

L'accusé nie énergiquement, mais ce sont ces filles que l'on doit croire, car le diable, dûment contraint par les exorcismes, est tenu de dire la vérité.

Un jour il prend fantaisie à deux séculières, Elisabeth Blanchard et Suzanne Hammon, de témoigner que Grandier a couché avec elles, et ces filles déposent « l'avoir connu charnellement à toute heure du jour et de la nuit, et, qu'après avoir couché avec elles, il

(1) Dr Constans. Epidémie hystéro-démonopathique de Morzine.

leur dit que si elles voulaient aller au sabbat, il les ferait princesses des magiciens (1). »

Tout était faux dans ces dépositions : Grandier ne connaissait ni Elisabeth Blanchard, ni Suzanne Hammon ; tant pis pour lui. Mais le diable ne pouvait mentir.

Un autre jour, un diable nommé Asmodée, qui possédait la supérieure, écrivit une lettre (2) dans laquelle il promettait de faire trois plaies au côté gauche de cette religieuse, comme gage de sa sortie. Devant bon nombre de curieux attirés par cette lettre, la chose eut lieu et se passa comme maître Asmodée l'avait promis.

Auparavant, on la fit examiner par les médecins présents : Duncan, Pidoux, Teixier, Feau, Umeau, Favier et Quillet. Ils ne virent sur son corps aucune apparence de blessure. Seulement Duncan, qui était très sceptique, exigea que la supérieure eût les mains et les pieds attachés, afin, comme il le dit dans son livre, qu'elle ne se fît pas elle-même de blessure au côté.

Mais on se garda bien de tenir compte de sa recommandation, et l'on commença l'exorcisme. « Alors elle fit une contorsion de son corps qui parut épouvantable : ses pieds et ses mains furent également retirés en dehors, et, après que les paumes de ses mains se furent bien jointes, tous ses membres retournèrent en leur premier état, et alors elle se releva ; revenue de cette première convulsion, elle retomba bientôt dans une autre pendant laquelle elle se coucha la face contre terre ; sa cuisse

(1) Extrait des preuves.

(2) Cette lettre se trouve à la Bibliothèque nationale (collection Joly de Fleury).

droite parut retirée en dehors, puis, *s'étant baissée sur le bras et le côté gauche*, on l'entendit gémir. »

D'un coup, trois démons venaient d'opérer leur sortie : c'étaient Asmodée, Grésil, de l'ordre des Trônes, et Aman, de l'ordre des Puissances. On retrouva les trois plaies annoncées, autant de trous à la chemise, au corps de jupe et à la robe. Les médecins donnèrent le certificat suivant, *après avoir examiné la réalité de ces plaies :*

« Nos, Doctores Medici, ex mandato Domini de Laubardemont in sacro regis Consistorio consiliary, testamur nos horis pomeridianis diei 20 may anni currentis, accuratè inspexisse et manibus contrectâsse Ioannæ de Cause (1), partes thoracis anteriores et præcipuè à Mammà sinistrà ad nothas costas cartilaginemque ensiformem protensas; quod ipsa locum futurorum vulnerum in primà notharum ejusdem lateris designasset : quas omnes partes illæsas et sine ulla continua solutione aut cicatrice reperimus. Nos etiam diligenter vestimenta thoracicas partes involventia : quæ vidimus integra, illacera, absque ullo ferreo instrumento in ipsis recondito, etc.

. . . .

« Et primo togam duobus in locis, tunicam verò et subuculam in tribus transversi digiti longitudine scissas deprehendimus. Deinde cute, sub læva mamilla duobus transversis digitis supra costam nobis ante designatam, tribus vulnusculis, ultra ipsam vix penetrantibus, divisam : quorum vulnusculorum quod medium erat, hordei granum longitudine ferè adæquabat; reliqua vero duo paulo breviora et minus profunda erant.

« *Signé :* Pidoux, Duncan, Texier,
Feau, Umeau, Favier, Quillet. »

(1) Nom de la Supérieure.

Mais Duncan, dans son discours sur la possession, fait suivre le présent procès-verbal des réflexions suivantes :

« Que personne ne s'estonne si ce rapport ne contient pas le jugement des susdits médecins, de la cause efficiente des dites playes dont elles semblent avoir été faites, car *Monsieur de Laubardemont, par des raisons qu'il a par devers lui*, et dont ils ne voulurent pas s'enquérir, leur fit entendre qu'il ne désirait pas scavoir leur sentiment sur l'affaire au fond. »

La simulation, comme on le voit, est évidente. Cette comédie était préparée depuis quelque temps, puisque le démon Asmodée s'était engagé, par une lettre écrite.... de la main de la supérieure (1) à faire ces trois blessures.

Cette supérieure excellait surtout dans ce genre de duperie. Voici un autre de ses tours :

« Pendant un exorcisme, raconte le père Surin (2), nous avons vu, avec plusieurs autres des assistants : savoir : le sieur Demorans, vice-gérant de M. de Poitiers ; les Pères Anginot et Bachellerie, jésuites exorcistes ; le sieur du Fresne, bourgeois de Loudun, etc., se former sur le dessus de la main des caractères sanglants qui formaient le nom *Joseph* ; de quoi le Père Surin s'étant aperçu, a dit que c'était le signe de la sortie de Balaam. Le dit nom est écrit en lettres romaines et en la forme et grandeur à peu près que voici : JOSEPH. »

Ce miracle eut un grand retentissement et attira de

(1) On peut voir à la Bibliothèque cette lettre et la comparer avec l'écriture de la supérieure ; elle est identique.

(2) Histoire abrégée de la possession des Ursulines de Loudun et des peines du Père Surin. Paris, 1828.

magnifiques présents à la communauté. Aussi la mère prieure se promit-elle de bientôt recommencer. Le 15 octobre, en effet, le père Surin entreprit de chasser un autre démon qui avait reçu ordre de Dieu, quand il sortirait, d'écrire sur la main de la mère, le nom de Jésus et celui de Saint François-de-Sales. Pendant que le père Surin célébrait la messe la sœur fut prise, suivant l'habitude, d'une grande convulsion, son visage devint effroyable et « son corps se pliant en arrière, elle haussa la main gauche, la tournant en sorte que l'on vit manifestement les noms de Marie et de Joseph formés en beaux caractères sanglants, et au-dessus le nom de Jésus aussi clairement que l'on ait jamais vu aucune chose ; on ne vit pas se faire le nom de Saint François-de-Sales, néanmoins, il s'y trouva écrit. »

Ce dernier miracle eut un plein succès, de tous les points de la France on accourut à Loudun pour admirer l'œuvre du démon. Malheureusement il se trouva des gens assez sceptiques ou assez aveugles pour ne point vouloir croire à un pareil prodige et surtout pour le dire hautement. Un voyageur célèbre, Monconys, se trouva au nombre des curieux et des incrédules. Il a laissé une relation de ce qu'il a vu (1).

« J'allai voir, dit-il, la supérieure des Ursulines de Loudun, et j'eus la patience de l'attendre dans le parloir plus d'une grosse demi-heure. Ce retardement me fit soupçonner *quelque artifice ;* c'est pourquoi je la priai de me montrer les caractères que le démon qui la possédait lui avait marqués sur la main lorsqu'on l'exorcisait ; ce qu'elle fit, et tirant le gant qu'elle avait à la main gauche, j'y vis en lettre couleur de sang : Jésus, Marie, Joseph, F. de Sales.

(1) Voyages de M. de Monconys, Lyon, 1665.

Elle me dit toutes les méchancetés de Grandier, qui avait été brûlé (1) pour avoir donné le maléfice au couvent et comme un magistrat de la ville de qui il débauchait la femme, s'en était plaint à elle et que de concert, ils l'avaient dénoncé, nonobstant les sottes inclinations que ce malheureux causait par ses sortiléges dont la miséricorde de Dieu la préservait. Enfin, je pris congé d'elle, et auparavant je souhaitai de revoir sa main qu'elle me donna fort civilement au travers de la grille. Alors la considérant bien, je lui fis remarquer que le rouge des lettres n'était plus si vermeil que quand elle était venue; et comme il me semblait que ces lettres s'écaillaient et que toute la peau de la main semblait s'élever comme si c'eût été une pellicule d'eau d'empois desséchée, avec le bout de l'ongle j'emportai par un léger mouvement la jambe de l'M dont elle fut fort surprise. »

Les faits de ce genre abondent dans tout ce procès et la simulation est un des caractères les plus manifestes de cette épidémie hystéro-démonopathique.

Dans ces derniers temps, les médecins qui se sont occupés de ces sortes de maladie, ont cité des exemples vraiment extraordinaires qui montrent jusqu'à quel point peut aller le penchant qu'ont les hystériques à simuler. L'année dernière M. Bouchard, dans les remarquables leçons cliniques qu'il a faites sur l'hystérie, racontait « qu'une jeune fille hystérique (2) fut tout à

(1) Comme on voit, le traitement institué pour guérir les possédées donna de tristes résultats puisque le démon prolongea son séjour dans le couvent jusqu'en 1638, quatre ans après la mort de Grandier.

(2) Extr. de la thèse du Dr Duponchel.

coup prise de vomissements dont l'aspect rappelait exactement celui de l'urine : grande fut l'inquiétude de sa famille. Le médecin de la maison fut mandé ; il constata que la jeune fille vomissait bien réellement de l'urine, et comme elle se plaignait de ne pouvoir uriner, il la sonda et vida la vessie ; les vomissements ne reparurent pas de la journée. Le lendemain, mêmes vomissements, même rétention d'urine, le médecin sonde de nouveau. A partir de ce moment chaque jour la malade réclamait le médecin, qui chaque jour devait la sonder, sinon les vomissements qu'il avait ainsi réussi à arrêter reprenaient de plus belle. Si le médecin n'arrivait pas assez vite au gré de sa singulière cliente, il était bientôt trop tard, les vomissements avaient reparu, et l'on trouvait la vessie vide. Les choses durèrent fort longtemps ainsi, le médecin s'ingéniant à découvrir par quel mécanisme tout nouveau les urines passaient ainsi de la vessie dans le tube digestif. Enfin on s'avisa qu'il pouvait bien y avoir supercherie, on fit surveiller la jeune malade et l'on ne tarda pas à la surprendre buvant en cachette ses urines. Le mystère était expliqué. »

L'affaire du couvent de Sainte-Gracienne, à Carcassonne, qui dans ces derniers temps a si vivement ému l'opinion publique, est encore un frappant exemple de la duplicité des hystériques.

Mlle de Merlac, pensionnaire de ce couvent, écrivit un jour au procureur de la République, pour l'informer qu'elle avait été victime d'un grand nombre de viols commis sur sa personne par des prêtres. L'art avec lequel était faite cette dénonciation, la précision des faits par elle articulés, les lettres qu'elle avait fabriquées pour les besoins de la cause, semblèrent autant de preuves à l'appui de ses dires. Le père fou de douleur et de honte se tua. Tout était faux, et Mlle de Merlac examinée par les médecins fut reconnue hystérique.

M. le professeur Tardieu cite de nombreux exemples de ce genre d'aberration mentale qui consiste à imaginer les accusations les plus fausses.

Les annales d'hygiène et de médecine légale sont remplies de faits analogues.

Si nous avons insisté sur ce symptôme de l'hystérie, c'est qu'il caractérise nettement la maladie des religieuses de Loudun. Les auteurs qui, comme Aubin dans son histoire des diables de Loudun, n'ont vu dans cette affaire qu'une infâme jonglerie, n'étaient pas éloignés de la vérité. Mais nous ne pouvons, comme cet auteur, admettre que cette comédie fût concertée d'avance avec les ennemis du curé de Saint-Pierre. Les Ursulines étaient réellement malades, et un des caractères de leur maladie fut la tendance qu'elles montrèrent à simuler. Ceci admis, on peut expliquer le mystère qui a plané jusqu'à ce jour sur cette affaire.

Dans leur délire, elles eurent cependant des lueurs de raison, car un jour la supérieure prise sans doute de remords « se mit en chemise, nu-tête avec une corde au cou et un cierge à la main et demeura en cet état l'espace de deux heures au milieu de la cour où il pleuvait en abondance, et lorsque la porte du parloir fut ouverte, elle s'y jeta, se mit à genoux devant le sieur de Laubardemont, lui déclarant qu'elle venait pour satisfaire à l'offense qu'elle avait commise en accusant l'innocent Grandier; puis s'étant retirée, elle attacha la corde à un arbre dans le jardin où elle se fust étranglée, sans que les autres sœurs y accoururent (1). »

(1) Extr. des preuves de Laubardemont.

Deux autres sœurs demandèrent aussi pardon d'avoir accusé un innocent.

Cet acte de repentir de la supérieure, loin d'être utile à Grandier, servit au contraire à confirmer dans l'esprit de ses juges l'opinion qu'il était vraiment sorcier et que c'était le démon qui voulait le sauver.

Un exemple qui peut montrer jusqu'à un certain point que ces filles avaient conscience de leurs actes, c'est le respect que pendant leurs convulsions elles ont toujours témoigné au roi et au cardinal de Richelieu.

Tandis que Dieu était l'objet de tous leurs outrages, jamais on n'entendit une insulte contre la royauté et son ministre. Nous lisons dans un procès-verbal du samedy 20 may 1634, écrit en entier de la main de Laubardemont « que le diable interrogé : Que dis-tu du grand cardinal protecteur de la France? A dict en jurant le nom de Dieu. C'est le fléau de mes bons amis.—Interrogé Qui sont tes bons amis? A dict les hérétiques. — Inter. Qu'y a-t-il encore d'héroïque en sa personne? Il y a le travail qu'il prend pour soulager le peuple, le don qu'il a reçu de Dieu pour le gouvernement, le désir qu'il a pour conserver la paix en la chrestienté, l'unique amour qu'il a pour la personne de son roy (1). »

Laubardemont informa son maître (2) de l'éloge qu'il avait extorqué au diable. Richelieu en fut si satisfait que les exorcistes reçurent un traitement de 4,000

(1) Extr. des procès-verbaux de Laubardemont.

(2) Pendant tout le procès Laubardemont instruisit chaque jour Richelieu de ce qui se passait. Tous les auteurs du temps sont d'accord sur ce point. Nous avons lu deux lettres de Laubardemont au cardinal, qui prouvent l'intérêt que Richelieu prenait à cette affaire. Ces deux lettres font partie de l'admirable collection de M. Feuillet de Conches.

livres (1) pour faire persévérer Satan dans cette bonne voie : le respect du grand cardinal.

Il serait trop long d'énumérer ici toutes les pièces curieuses de cette volumineuse procédure. Nous espérons, cependant, malgré nos faibles moyens, avoir suffisamment démontré l'intrigue de cette affaire. Deux choses apparaissent nettement dans ce procès. D'un côté l'esprit de vengeance qui anime les ennemis du curé, de l'autre la maladie des Ursulines qui sert admirablement leurs desseins. Elles furent l'instrument inconscient de la perte du curé de Loudun, et nous acceptons sur ce point les idées de M. le professeur Tardieu, qui les regarde comme absolument irresponsables de leurs actes.

Pour nous résumer, nous dirons que l'épidémie de Loudun fut une épidémie d'hystérie qui a revêtu toutes les formes. En effet, tous les caractères de cette névrose y sont nettement indiqués et nous n'en voyons pas de tableau plus frappant que celui que François Pidoux en a donné, tout en voulant prouver le contraire :

« Pleræque Juliodunensium Ursulinarum, aliæque extra cœnobium nondum thalamo jugatæ, maturæ tamen, ab uno aut altero in re aliquâ, delirant, vociferantur, rident, plorant, ejulant, prælongam exerunt linguam, obscenæ loquuntur, execranda edunt, multos pugnis impetunt, contorsiones et obversiones stupendas exercent, humi volutantur et sese rotant, convulsiones universales et particulares patiuntur, in extases rapiuntur, quæstionibus romano idiomate præsertim propositis et sæpius repetitis, appositè, sed vernaculo sermone respondent, sacrosanctas eucharistiæ species

(3) Le roi donnait cet argent sur sa cassette.

subinde in os solas regerunt, easque summis inhærentes labiis aut exertæ linguæ extremò illibatas palam ostendunt, facta denique quædam occulta detegunt, ea verò omnia maximè ad imperium sacerdotis exercent. »

Des maîtres illustres se sont occupés depuis longtemps de l'étude de ces singulières affections névropathiques. Aujourd'hui, grâce à leurs travaux, à l'impulsion qu'ils ont donnée, Satan, l'être imaginaire, a disparu complètement pour faire place à une réalité, la maladie. Ces malades si nombreux encore appartiennent donc au médecin qui non-seulement a mission de les soigner, mais encore a le pouvoir de les guérir. Aussi plus la science progresse, plus apparaît la profondeur de ces paroles que Paracelse, du haut de sa chaire, osa jeter en défi à l'ignorance et à la superstition de son siècle : « Avant la fin du monde un grand nombre d'effets surnaturels s'expliqueront par des causes toutes physiques. »

APPENDICE

On a beaucoup discuté l'immixtion de Richelieu dans cette triste affaire. Cependant tous les contemporains s'accordent à dire qu'il en fut le promoteur.

Les plus grands esprits ont eu de ces petitesses, et l'on sait que pendant sa vie le cardinal a constamment pris soin de se venger de ceux qui lui déplaisaient.

Un pamphlet publié sous ce titre : Lettre de la cordonnière de Loudun à Mme Barradas, servit de prétexte à la condamnation de Grandier. Si Richelieu n'avait pas été guidé par cet esprit de vengeance dont il donna tant de fois les preuves, pourquoi alors ce choix d'une commission extraordinaire avec un misérable comme Laubardemont pour président ? Pourquoi ce mépris absolu de toutes les formes de la justice ? Pourquoi enfin en interdire la cause au Parlement.

Les témoignages d'écrivains contemporains qui ne peuvent être suspects, puisque ce sont des partisans fanatiques de la possession et des hommes dévoués au Cardinal sont unanimes à reconnaître tout l'intérêt que Richelieu prit à cette affaire.

« L'éminentissime cardinal, dit Boudon, qui écrivait quelques années après l'affaire de Loudun, l'un des plus grands esprits de notre siècle et qui était très-savant, a tellement cru la possession de Loudun que les exorcistes y ont été envoyés par ses ordres aux dépens du Roy et qu'il a soutenu cette affaire par son autorité (Boudon, *vie du P Surin.*)

La Ménardaye, dans son examen et discussion critique

de l'histoire des diables de Loudun, convient, page 485, que Laubardemont expédiait presque tous les jours « un courrier au cardinal-ministre pour l'informer de la marche du procès. »

C'est également l'opinion de Charles René d'Hozier, le célèbre généalogiste contemporain qui, dans une note manuscrite qui se trouve à la bibliothèque nationale, a dit « que le feu Cardinal de Richelieu, commit Laubardemont pour faire le procès au malheureux Urbain Grandier, sous le prétexte horrible qu'il était sorcier, mais en réalité pour se venger de ce qu'il le croyait auteur d'un libelle sur sa naissance. »

Le T. R. P. Tranquille un des capucins chargés d'exorciser les religieuses et de brûler le curé de Saint-Pierre, avoue ingénument, dans sa grotesque relation de ce qui s'est passé à Loudun que « C'est Monseigneur « l'éminentissime Cardinal, la première intelligence de « l'Estat, qui croit la Possession et non-seulement il la croit, mais après Sa Majesté et à son zèle « l'entreprise de cette affaire comme le tesmoigne assez les lettres qu'il en a escrites à Monsieur de Laubardemont. »

Plus loin, le même T. R. P. Tranquille ajoute : « M. de Laubardemont a eu cette prudence que jamais il n'a fait aucune procédure pour la preuve de possession qu'il n'en ayt pleinement informé Sa Majesté et Monseigneur le Cardinal. »

Les lettres écrites par Laubardemont à Richelieu prouvent surabondamment l'immixtion en cette affaire du cardinal-ministre. Nous citons textuellement une de ces lettres.

« Monseigneur,

« Vostre Eminence a tesmoigné des sentiments si pieux et si charitables au mal des religieuses Ursulines de cette ville et antres personnes séculières affligées de malings esprits, que j'ai crueu qu'elle aurait plaisir d'être particulièrement informée de ce qui s'est passé au jugement du procès que j'ai faict et instruit contre l'autheur de ce maléfice, ayant prié le sieur Richart, conseiller à Poictiers et l'un de ceulx qui ont assisté à ce jugement, d'en aller rendre compte à vostre Éminence et soubz sa faveur, si il luy plaist, au Roy. et comme c'est la vertu de vostre Eminence, de tirer tousjours le bien du Mal, je m'assure, Monseigneur, qu'oultre le soulagement de ces pauvres créatures, auxquelles vous nous avez commandé de nous employer avec les Ministres de l'Eglise qui y travaillent sans cesse, vous mesnagerez avec l'industrie et sage Providence que Dieu vous a donnée, les miracles que nous avons reçu et que nous attendons encore de sa main pour le bien universel de la religion catholique ; ceste occasion, Monseigneur, a desja produict la conversion de dix personnes de différentes qualités et sexe, nous n'en demeurerons pas là, s'il plaict à Dieu, puisque par la force de vostre courage et très-généreuse conduicte, il a entièrement estainct la faction des Huguenotz, il vous donnera la Résolution de les convertir à luy par l'authorité de ses miracles et de la Puissance qu'il a donnée à son Eglize, j'oserais vous dire que vous cognoissant autant qu'en ma bassesse je puis cognoisse la grandeur de vostre Eminence, je me suis promis, pour la fin de cette œuvre la conservation (*sic*) de tous les hérétiques du Royaume, lesquels après des miracles si manifestes, n'auront plus besoin que du commandement du souverain pour retourner au giron de leur mère qui a tousiours les bras ouverts pour les recevoir.

Signé : LAUBARDEMONT. »

Un jésuite, le P. d'Avrigny, dans les mémoires chronologiques et dogmatiques (t. I, an. 1634) raconte quel fut le moyen employé par les ennemis de Grandier pour lui attirer la haine de Richelieu.

« M. de Laubardemont, conseiller d'Estat, se trouva à Loudun, dont il venait faire démolir le Château. Mignon, directeur des Ursulines, l'entretint au long de la Possession en quoi il fut secondé par plusieurs des principaux habitants qui n'aimoient pas le curé et pour lui faire mieux comprendre jusqu'où allait la méchanceté de Grandier, ils dirent qu'il était l'autheur de la « Cordonnière de Loudun. »

INDEX BIBLIOGRAPHIQUE.

Interrogatoire de maistre Urbain Grandier, prêtre, curé de Saint-Pierre-du-Marché, etc., etc. Paris, Hébert et S. Poullard, 1634, in-8 pièce.

Factum pour maistre Urbain Grandier. S. l. n. d., in-4 pièce.

Remarques et considérations servant à la justification du curé de l'église de Saint-Pierre, autres que celles contenues en son factum. S. l. n. d., in-4 pièce.

Extrait des registres de la commission ordonnée par le Roy pour le jugement du procès criminel fait à l'encontre de maistre Urbain Grandier et ses complices. Poitiers, par S. Thoreau, 1634, in-8 pièce.

Véritable relation des justes procédures observées au fait de la possession des Ursulines de Loudun, etc., par le R. P. Tr. R C. (le R. P. Tranquille, religieux capucin). Paris, S. Martin, 1634, in-8 pièce.

Récit véritable de ce qui s'est passé à Loudun contre maistre Urbain Grandier, etc. Paris, imp. de P. Targa, 1634, in-8 pièce.

L'ombre d'Urbain Grandier de Loudun, sa rencontre et conférence avec Gauffridy en l'autre monde. S. l., 1634, in-8 pièce.

Lettre de N. à ses amis sur ce qui s'est passé à Loudun (25 août). S. l. n. d., in-8 pièce.

Marc-Duncan. Discours sur la possession de Loudun. S. l., 1634, in-8.

Mercure français. T. XX.

Pilet de la Ménardière. La Démonomanie de Loudun. La Flèche, G. Griveau, 1634, in-8.

Le même. Traité de la Mélancolie, en Réponse à Duncan.

Aubin. Histoire des diables de Loudun. Amsterdam, 1694.

Examen et discussion critique de l'histoire des diables de Loudun, par La Ménardaye, prestre. Paris, Debure, 1747, in-12.

Copie d'une lettre écrite à une religieuse ursuline du monastère de Dijon sur le sujet des possédées de Loudun. In-8, s. l. n. d

François Pidoux. In actiones Juliodunensium virginum exercitatio medica. 1635, s. l.

Les effets miraculeux de l'Église romaine sur les estranges et effroyables actions des démons, etc., recueillis par M. de la Foucaudière. Paris, Morlot, 1635, in-8 pièce.

Triomphe de l'amour divin sur les puissances de l'enfer, par le P. Jean-Joseph Surin. Avignon, Séguin aîné, 1828.

Histoire abrégée de la possession des Ursulines de Loudun et des peines du P. Surin. Paris, 1828, in-12.

Relation de ce qui s'est passé en la sortie d'Isacaron, l'un des démons qui possédait la mère prieure, par les RR. PP. exorcistes de Loudun. Paris, Martin, 1636, in-8 pièce.

Lettre de D. à ses amis sur tout ce qui s'est passé à Loudun pendant les neuf jours qu'il y est resté. Pièce manuscrite. Fonds français, 540.

L'abbé Richard. Histoire du P. Joseph. Paris, 1716.

Le Père D. Avrigny. Mémoires chronologiques et dogmatiques. T. I, an 1634.

Le Vassor. Histoire du règne de Louis XIII.

Michelet. La Sorcière. Paris, Dentu, 1862.

Louis Figuier. Histoire du merveilleux. Paris, Hachette, 1873.

Calmeil. De la Folie. Paris, 1844.

Charles Sauzé. Etude médico-historique sur les possédées de Loudun. Thèse de 1840.

L'abbé Leriche. Histoire sur les possessions en général et sur celle de Loudun en particulier. Paris, Plon, 1859, in-18.

Alexandre Bertrand. De l'Extase.

Bazin. Histoire de Louis XIII. T. III, p. 328-341.

Voyages de M. de Monconys. Lyon, 1665, 3 vol. in-18 avec fig.

Danjou. Archives curieuses de l'histoire de France. T. V, 2e série.

Paris. A. Parent, imprimeur de la Faculté de Médecine, rue Mr-le-Prince 31

www.ingramcontent.com/pod-product-compliance
Ingram Content Group UK Ltd.
Pitfield, Milton Keynes, MK11 3LW, UK
UKHW021113260726
13994UKWH00002B/864

9 782329 499284